EROS PEREIRA

RESPONSABILIDAD CIVIL POR MALA PRÁCTICA ODONTOLÓGICA

3. Ed. – Spanõl - 2022

EROS PEREIRA

RESPONSABILIDAD CIVIL POR MALA PRÁCTICA ODONTOLÓGICA

<u>Área de concentración</u>: principios y garantías
Leyes constitucionales y sus reflexiones sobre la legislación
Protección de la ciudadanía.

A mi asesor, dr. José Luiz Gavião de Almeida.

A mis profesores y alumnos.

A los compañeros de máster

Al director del Juzgado Especial Cível de Campinas- Anexo UNIP.

A la Bibliotecaria Rosana de la Universidad Paulista - UNIP- Campus Vitale-Campinas.

A Gil, coordinador de la Biblioteca Pedagógica de la Unicamp.

Al empleado José de la Facultad de Pedagogía de la Unicamp por los valiosos libros.

A mi familia.

A Vania, Lucas, Mirella y Mateo por tantas alegrías.

RECONOCIMIENTO

Mi agradecimiento especial a la

Profesor Dr. José Luiz Gavião de Almeida

para enseñanzas, orientación y

por el ejemplo de la dedicación.

Es un gran ejemplo para los profesionales

de derecho, además de un gran maestro y

amigo.

"Los verdaderos villanos son la ira, la envidia, la impaciencia y la intolerancia. Con ellos, los problemas no se pueden resolver. Aunque podamos tener un éxito temporal, en última instancia, la intolerancia o la ira nos crearán más dificultades. La ira es para soluciones instantáneas. Sin embargo, cuando tratamos de resolver los problemas con compasión, sinceridad y disponibilidad, nuestras soluciones pueden tardar más en encontrarse, pero en última instancia serán de la mejor calidad".

Dalai Lama

RESUMO

El presente trabajo tiene como objetivo estudiar la responsabilidad civil del dentista en relación con las disposiciones constitucionales y el Código de Protección al Consumidor, el Código Civil y otras legislaciones, en el caso de error dental, verificando la responsabilidad del profesional a través de su culpabilidad. El error dental ocurre cuando el profesional de la salud bucal, el dentista, actúa con imprudencia, negligencia o negligencia por sí mismo, o el acto de alguien bajo su responsabilidad y debido a su trabajo. Hay toda una técnica a seguir por el profesional, desde la esterilización hasta el estudio constante de las innovaciones en el área de actividad, utilizando siempre la técnica que aporta mejores resultados. La Constitución Federal de 1988 responsabiliza a los profesionales de la salud, incluido el dentista. Ante esta responsabilidad, el profesional debe estar atento a toda la documentación necesaria y acreditar que el tratamiento realizado se realizó de acuerdo con los estándares correctos de la especialidad. Además, considerando la mala intervención del profesional, el Código de Protección al Consumidor, Ley 8078 del 11 de septiembre de 1990, establece la responsabilidad del dentista por negligencia dental. Tras un análisis de las leyes que regulan la profesión, el presente trabajo busca estudiar los diversos casos de errores dentales en las diversas especialidades que la profesión permite. El trabajo utilizó la investigación epirica, en el Juzgado Especial Civil de Campinas - Anexo UNIP - para hacer un relevamiento de cómo la búsqueda de compensación Presentarse de errores dentales y, también, de la investigación teórica en libros relacionados con el tema y encuesta
documental, analizando sentencias de los magistrados, para ver cómo es el entendimiento actual sobre los distintos encargos en especialidades dentales. Otro aspecto investigado se refiere a

la determinación de la culpabilidad y los diversos factores que deben plantearse para determinar la responsabilidad profesional en caso de cooperación del paciente o la elección de tratamientos más accesibles, aunque no son los más indicados. Se espera que este trabajo pueda ser una fuente práctica de consulta con profesionales del derecho, profesionales dentales y otras partes interesadas.

ABSTRACTO

El objetivo del presente trabajo es estudiar la responsabilidad civil del cirujano dentista frente a los dispositivos constitucionales y el Código de Defensa del Consumidor, el Código Civil y otras leyes, en el caso de la mala praxis del dentista, verificando la responsabilidad profesional a través de su culpa. La mala praxis del dentista ocurre cuando el profesional del área de salud bucal, el cirujano dentista actúa con imprudencia, error o negligencia para sí mismo o la acción de alguien bajo su responsabilidad en su lugar de trabajo. Toda la técnica existe para ser seguida por el profesional, desde la esterilización hasta el estudio constante de las innovaciones en el área de rendimiento, utilizando siempre la técnica que trae mejores resultados. La Constitución Federal de 1988 hace responsables a los profesionales del área de salud, incluidos los cirujanos y establece su demanda. Frente a esta responsabilidad, el profesional debe estar atento a cada acto y a toda la documentación necesaria para demostrar que el tratamiento realizado se realizó de acuerdo con las normas correctas de la especialidad. Además, considerando la mala intervención del profesional, el Código de Defensa del Consumidor, Ley 8078, establece la responsabilidad del dentista por la mala praxis. Tras analizar las leyes que regulan la profesión, el presente trabajo trata de estudiar varios casos de mala praxis odontológica en diversas especialidades.

SUMÁRIO

INTRODUCCIÓN
1 HISTORIA LEGISLATIVA
   1.1 Legislación extranjera
   1.2 Legislación brasileña
      1.2.1 En la Constitución Federal de 1988
      1.2.2 En el Código Civil
      1.2.3 En el Código de Ética Dental
      1.2.4 En el Código de Protección al Consumidor
      1.2.5 Leyes federales y estatales de salud
      1.2.6 En el Código Penal
   1.3 El profesional dental

2 RESPONSABILIDAD CIVIL
      1. **Concepto**
      2. **Responsabilidad subjetiva y objetiva**
      3. **Responsabilidad contractual y extracontractual**
      4. **Obligación de medio y resultado**
      5. **Responsabilidad civil del dentista**

3 ESPECIES DE CULPA
 3.1 Responsabilidad civil con culpa
      3.1.1 Negligencia
      3.1.2 Imprudencia
      3.1.3 Mala praxis
   3.2 Conductos doloso
   3.3 Culpabilidad civil, penal y administrativa
      3.3.1 Omisión de socorro
      3.3.2 Lesiones corporales
      3.3.3 Asesinato
      3.3.4 Dolo
 3.4 La relación causal entre la condición y el resultado dañino
   3.5 Carga prueba
   3.6 Exclusiones de responsabilidad
   3.7 El consentimiento cconsciente

4 DAÑOS ESTÉTICOS Y FUNCIONALES
      1. **Ortodoncia y ATM**
      1. **Implantodontia**
      2. **Prótesis Dental**
      3. **Endodoncia**
      4. **Estética y restauradora dental**
      5. **Cirugía mandíbula maxilar-facial**
      6. **Periodoncia**
      7. **Radiología**
      8. **Patología bucal/semiología**
      9. **Dental** Pediátrico

10. Anestesia dental
11. Odontología social
12. Estomatología

5 EL SEGURO DE DAÑOS MORALES Y MATERIALES
6 INVESTIGACIÓN FEITA EN EL TRIBUNAL CIVIL ESPECIALPRESTACIONES FINALES
REFERENCIAS
VOCABULARIO
ANEXO A LA LEGISLACIÓN
A - Constitución Federal
B - Ley 5.081 del 24 de agosto de 1966
C - Resolución N° 185 de 26 de abril de 1993
D - Código Sanitario de São Paulo (art.22 a 32
E - Consolidación de normas para procedimientos en consejos regionales (Dic. Número 68.704 del 3 de junio de 1971
F - Código de Ética Dental
G - Jurisprudencia
H - Casos de erros dentales en el extranjero
– *Daño a los nervios por el hueso de graf tsugery*
- ***Los dentistas vigilan las precauciones sobre las recomendaciones de la OIM***
– ***El Programa de Seguro de Dentistas de Redwoods Group***

SOBRE EL AUTOR

INTRODUCCIÓN

La vida moderna y la relación de consumo que engloba la red sanitaria han cobrado una mayor responsabilidad de todos, incluidos los actos y errores dentales.

El presente trabajo tiene como objetivo demostrar lo que la doctrina y la jurisprudencia dicen sobre el tema. Se observa al principio que hay escasez de estudios sobre la responsabilidad dental. Quizás esto se deba a la mayor repercusión de los errores y la consiguiente responsabilidad médica.

Pero el tema es de gran relevancia ante el aumento de la demanda de tratamientos dentales, ya sea por la reducción de sus costes, o por el aumento del número de convenios que proliferan hoy en día en las empresas, o incluso por la importancia que las personas han dado a la salud bucodental, ya sea por un mejor aspecto estético o simplemente por la búsqueda de la preservación de los elementos dentales.

Es relevante el aumento de la esperanza de vida en Brasil, encontrando a las personas mayores todavía con todos sus dientes, valorándolos como si fueran perlas para el bienestar en sus vidas.

Por lo tanto, las personas comenzaron a preocuparse más por la pérdida de dientes o el deterioro de la salud, como resultado del tratamiento dental, buscando una compensación y la responsabilidad de la profesión en caso de daños.

En el momento de la encuesta bibliográfica, verificamos la existencia de un número relativamente pequeño de obras nacionales. En Brasil, fue escrita más sobre o error médico como se mencionó.

Lutz[1] escribió la primera monografía sobre el tema en Brasil, antes con el fin de advertir a los profesionales dentales sobre los peligros de la actividad que realizan. Informa de que, en el momento de la monografía, todos los países tenían legislación civil y penal aplicable a la negligencia, la mala praxis y la imprudencia.

Debido a la escasez de trabajo sobre los daños causados en la actividad dental, también utilizaremos trabajos relacionados con el error médico considerando que en esta actividad existen obligaciones de medios y resultados mejor definidas, similares a lo que ocurre en odontología, y también, por el hecho del Art. 951 del Código Civil (CC), informar que el profesional debe indemnizar los casos de negligencia, imprudencia y mala praxis resultantes de su actividad profesional, sin hacer diferenciación entre las ramas de la actividad profesional de la salud.

Arbenz[2] se ocupó de la responsabilidad del médico, y por extensión de la del dentista, adaptando las ausencias médicas a la odontología. Como mostraremos a continuación, la responsabilidad por los actos del dentista se basa en la culpa, como suele ser la responsabilidad médica.

La relación entre el dentista y su paciente resulta de un contrato, que puede ser verbal o escrito, generando responsabilidad administrativa, civil, penal y ética, según sea el caso. Se demostrará que la responsabilidad por los actos realizados en el ejercicio de la odontología por el profesional, suele ser de medio, y puede ser de resultado.

---

[1] LUTZ, Gualter. El. Errores y Accidentes en Odontología. Río de Janeiro, 1938 *Apud* FRANÇA, Beatriz Helena Sottile. **Responsabilidad Civil y Penal del Dentista**. 1993. Tesis (Maestría en Odontología Jurídica y Deontología) - Facultad de Odontología, Universidad Estatal de Campinas, Piracicaba.

[2] ARBENZ, Guillermo Oswaldo. Responsabilidad profesional del dentista. *En*: FRANCIA, Beatriz Helena Sottile. **Responsabilidad Civil y Penal del Dentista**. 1993. Tesis (Maestría en Odontología Jurídica y Deontología) - Facultad de Odontología, Universidad Estatal de Campinas, Piracicaba.

Actualmente, la sociedad está cada vez más concienciada de sus derechos y atenta a la actuación de los profesionales que son objeto de demandas de respuesta, aunque estén ejerciendo sus profesiones con diligencia y con celo.

El dentista tiene una función muy similar a la del abogado, porque desarrolla su actividad de forma muy personal, con autonomía para ejercer sus conocimientos. Su función está directamente ligada a su nombre.

Los dentistas necesitan estar mejor equipados con las precauciones necesarias, legal , documental y profesionalmente, con reciclaje de aprendizaje y actualización constante, porque el profesional puede ser considerado responsable incluso por no usar la técnica más avanzada, si estaba disponible en el momento del trabajo.

Con el objetivo principal de analizar la responsabilidad civil del dentista, analizaremos más adelante, varios aspectos peculiares de la profesión.

Trataremos de discutir la relación entre el dentista, que actúa como proveedor de servicios y el paciente, que es un consumidor de acuerdo con el Código de Protección al Consumidor, y sus implicaciones legales en el caso de tratamientos fallidos.

¿La relación del profesional con su paciente, inspirada principalmente en la confianza, se ha convertido solo en una relación de consumo en la que al paciente le gusta o no le gusta el producto y, si no le gusta, quiere que le devuelvan su dinero? ¿Cómo recuperará el dentista el producto entregado si es un proveedor de servicios?

Los derechos del consumidor se extienden a la compensación por daños causados por la acción u omisión del dentista. Todo profesional debe ser consciente de las leyes que lo hacen responsable. Su jurisdicción sigue siendo el factor que más le dejará alejado de los tribunales.

Pero más allá de sus conocimientos científicos y técnicos es necesario conocer los derechos y deberes de los pacientes y de cada miembro que trabaja en su consultorio o equipo.

Intentaremos aclarar, entre otras dudas, si han aumentado o no las acciones contra los dentistas, qué especialidades generan mayor conflicto y el valor medio de las causas.

Queremos ver hasta qué punto el profesional es responsable en su día a día de los éxitos de su desempeño y cómo la realidad de la situación financiera del brasileño influye en la elección de profesionales y tratamientos para tratar de entender las razones por las cuales los profesionales no deben responder por igual a los contratiempos. Deben tenerse en cuenta los diversos factores implicados.

Factores como la mala higiene del paciente, pacientes que solo buscan al profesional cuando el elemento dental ya está muy comprometido, esperando que por pagar el precio, puedan tener el producto adecuado, es decir, que al pagar por el tratamiento, el dentista tenga la obligación de restaurar su diente a la situación original de un diente sano y perfecto.

Necesitamos aclarar si es posible cobrar al dentista un resultado objetivo frente a diferentes realidades. Realidades como la del cirujano plástico, que puede ser condenado por no lograr un resultado quirúrgico perfecto, incluso en el caso de una cicatriz tisular inesperada; la ciencia ya ha demostrado que la regeneración de tejidos varía mucho de un individuo a otro.

Todas estas realidades deben ser aclaradas a través de un estudio estadístico e información reciente de la ciencia, para demostrar hasta qué punto el profesional debe rendir cuentas. Principalmente porque el Código de Protección al Consumidor dice que la responsabilidad de los profesionales liberales se hará probando su culpabilidad.

Abordaremos la importancia de la sensibilización de los profesionales dentales y su responsabilidad civil, para la calidad de sus servicios y aclaraciones de los profesionales de la mundo legal sobre los detalles de un sistema biológico, cómo somos y las implicaciones sociales de la actividad del dentista.

Queremos demostrar que obtener tratamientos adecuados simplemente sancionando leyes no logrará el objetivo de una mejor odontología, ni una mejor preparación de los profesionales para el miedo a las demandas, sino la concienciación tanto por parte de los dentistas de los aspectos legales de su profesión, como en el mundo jurídico de los aspectos socioeconómicos de la profesión del dentista y las realidades de los pacientes que los buscan.

Si logramos una conciencia en el ámbito jurídico, que no puede considerarse todos los actos del dentista como de obligación de resultado, debido a varios factores que se comentarán, aclararán a los profesionales dentales de sus responsabilidades civiles y una conciencia que serán responsables a través de su culpabilidad, estaremos encantados de haber colaborado de alguna manera para la prevención y solución de los lides.

Se abordará la efectividad de las normas constitucionales que se establecen a través de la legislación infra constitucional, asegurando la ejecución de lo que está en la norma más amplia.

Este trabajo buscó ver los reflejos constitucionales en el derecho privado analizando la protección constitucional de la salud a través de la historia y la evolución de La Obligación Bien en el Código Civil, el Código de Protección al Consumidor y los mandatos constitucionales frente a la responsabilidad civil por error dental.

Intentamos hacer una contribución, aunque modesta, al estudio de la Responsabilidad Civil por Error Dental y quién sabe, para apoyar futuros estudios sobre el tema.

1 HISTORIA LEGISLATIVA

Buscaremos en este capítulo, hacer una síntesis de la legislación extranjera, que se ocupa de la responsabilidad civil, refiriéndose a los tratamientos dentales a lo largo de la historia, incluyendo, como el tema fue tratado en Brasil, hasta llegar a las leyes vigentes en el orden nacional y sus aplicaciones.

1.1 Legislación extranjera

El arte de la curación siempre ha sido buscado desde los tiempos más remotos. Estaba vinculado a creencias y sistemas religiosos. Las civilizaciones antiguas en la codificación de sus leyes ya hablaban de la responsabilidad del terapeuta.[3]

Para comprender mejor la responsabilidad civil derivada de la responsabilidad médica y, por similitud, dental, haremos una breve historia para una mayor comprensión de los diferentes aspectos que implican la responsabilidad civil, con el propósito de conocer sus orígenes, hasta llegar a las legislaciones vigentes.

La medicina era esencialmente artesanal en sus primeros días. La curación tenía un aspecto de curación, vinculado a los dones divinos. Los médicos eran verdaderos sacerdotes, pero en caso de fracaso, el castigo era severo.[4]

La investigación de los daños médicos comienza en el siglo XVI, con codificaciones legales que requieren experiencia médica en procedimientos legales, constituyendo los inicios de la medicina legal.[5]

En el reinado de Hamurabi hace más de 40 siglos, el cirujano que salva vidas debería recibir 10 monedas de plata, pero si la persona muriera, le cortarían ambas manos. En esta época las infecciones dentales ya se curaban con aplicaciones de meimendro y resina.[6]

Kfouri Neto dice en su libro:[7]

> El primer documento histórico que trata el problema del error médico es el Código de Hamurabi (1790-1770.C), que también contiene normas interesantes con respecto a la profesión médica en general. Baste decir que algunos artículos de esta ley (215 n.s.) establecían, para operaciones difíciles, una indemnización por el trabajo, que correspondía al médico.

---

[3] Lutz, Adolpho Gualter. **Errores y accidentes en odontología**. Ed. Sr.C.Mendes. Río de Janeiro, p.09, 1938.
[4] DANTAS, Eduardo Vasconcelos dos Santos. **Aspectos históricos de la responsabilidad civil médica.** Disponible en:<http://www.jusvi.com. >. Consultado el 11/08/2003, p. 01.

[5] DÓRIA, Rodrigues. Responsabilidad Médica apud LUTZ, Gualter Adolpho. **Errores y accidentes en odontología**. Ed. Sr.C.Mendes. Río de Janeiro, p.10, 1938.
[6] *Ibidem*, p. 09.
[7] KFOURI NETO, Miguel. **Responsabilidad Médica,** 4ª ed., p. 38. Sao Paulo. Ed. RT, 2000.

> Paralelamente, en artículos sucesivos, se exigió al cirujano que prestara la máxima atención y experiencia en el ejercicio de la profesión; de lo contrario, se desencadenaron severas sanciones que fueron a la amputación de la mano del médico experto (o desafortunado). Tales sanciones se aplicaban cuando se producía la muerte o lesiones al paciente, debido a negligencia o mala praxis, y se preveía una indemnización por el daño cuando un esclavo o animal estaba mal curado. Por lo tanto, es evidente que el concepto de culpabilidad no existía, en un sentido legal moderno, mientras que la responsabilidad objetiva estaba vigente que coincidía con la noción actual: si el paciente moría después de la intervención quirúrgica, el médico lo mataba, y debía ser castigado. En cierto sentido, en ese momento, el cirujano no podía decir, con cierta satisfacción profesional, como lo hace hoy: la operación fue muy exitosa, pero el paciente está muerto. Si esta era la ley, continúa avecone, uno puede imaginar con qué serenidad se estaba preparando el médico para la cirugía, con los medios que tenía entonces. Por supuesto, solo se practicaban operaciones de extrema simplicidad, también porque la anatomía era muy poco conocida.

La Ley de Moisés en el capítulo XXI de Éxodo, ver. 18 y siguientes, habla de la reparación por daño corporal conocida como la Ley de Talión. En este período también hubo las Tablas de Bognazkeni, fechadas en 1290 a.C.[8]

En este momento surgió *Michna*, de origen judío, citando en forma de código varias leyes que no son privadas ni originarias de este pueblo. Su décima ley trata con *el Nezikin*, o *Rhalabah* (en hebreo), que significa daño.

En Egipto los sacerdotes eran médicos y se les dio el nombre de sunu. El historiador griego Deodoro de Sicilia descubrió que los egipcios tenían un libro que contenía los preceptos del arte médico, donde las consecuencias del error podían ser las más graves.[9]

Poco se sabe sobre la edad de oro de Grecia, y la condena del crucifijo del médico de Efesión, cuyo nombre era Glauco, condenado por el rey Alejandro Magno. Más tarde hay elementos que se superponen con el concepto vengativo de la Ley de Talião.[10]

Se han desarrollado estudios que han dado a la medicina un carácter más científico. Estos estudios se convertirían en el *Corpus Hippocraticum*. Los avances en el sistema médico permitieron cambios en el cálculo de responsabilidades. Ahora el profesional médico ha

---

[8]DANTAS, Eduardo Vasconcelos dos Santos. **Aspectos históricos de la responsabilidad civil médica.** São Paulo, 2002. Disponible en: <http://www.jusvi.com>. Consultado el 11/08/2003, p. 04.
[9]Lutz, Adolpho Gualter. **Errores y accidentes en odontología.** Ed. Sr.C.Mendes. Río de Janeiro, p.09,1938.
[10]*Ibidem*, p. 10.

llegado a ser responsabilizado ya no por el resultado en sí, sino por su conducta profesional en el caso específico.[11]

La culpabilidad médica sería absuelta a través de un colegiado y solo se declararía si no se prestaba atención a los preceptos o incumplimiento de las prácticas y procedimientos médico-sanitarios de la época.

En Atenas se creó una Ley General de Reparación, que trataba a los hombres de manera desigual, distinguiendo el daño involuntario (culpable), al que correspondía una indemnización determinada, del daño voluntario (engañoso), con una indemnización equivalente al doble de la debida por daño involuntario.

Platón participó en la innovación de la Ley de Talião, basada en ideas filosóficas de que la cantidad compensatoria a pagar podría conducir a la transformación del odio en amistad mediante el desarrollo de la idea de daño estético, a través de las siguientes ideas: en caso de intento de asesinato que resulte solo en lesiones, se ordenaría al delincuente que indemnizara a la víctima.em una cantidad "X"; se a tentativa de daño fose exitoso, debe pagar el doble. Si quisieras producir daños y dejar secuela estética, pagarías el triple. Si la lesión cosmética fuera incurable, el pago de la indemnización sería cuádruple.[12]

La primera Organización de Asistencia inválida surgió en Grecia.

Los principios de responsabilidad por el daño causado han surgido en Roma sin la voluntad de dañar, sin engaño, sino sólo con la culpa, que se deriva de la negligencia, la mala praxis o la imprudencia. En este momento *se promulgó Lex Aquilia*, que se ocupa de numerosas hipótesis de daño resultante de la falta de cuidado.[13]

Kfouri habla sobre cómo se manejó el tema en Roma:[14]

> La Ley Cornelia incluye una serie de delitos relacionados con el ejercicio de la profesión médica y las penas que deben ser tipificadas. Sin embargo, con *la lex Aquilia de damno*, un plebiscito después de la Ley de Hortensias del

---

[11] DANTAS, Eduardo Vasconcelos dos Santos. **Aspectos históricos de la responsabilidad civil médica**. São Paulo, 2002. Disponible en:< http://www.jusvi.com>. Consultado el 11/08/2003, p. 08.

[12] DANTAS, Eduardo Vasconcelos dos Santos. **Aspectos históricos de la responsabilidad civil médica**. São Paulo, 2002. Disponible en:< http://www.jusvi.com>. Consultado el 11/08/2003, p. 09.

[13] *Ibidem, p. 06.*

[14] KFOURI NETO, Miguel. **Responsabilidad Médica**, 4ª ed.. Sao Paulo. Ed. RT, p.39, 2000.

siglo III a.C., se formuló un concepto de culpa, así como algunos tipos de delitos que los médicos podían cometer, como el abandono del paciente, la negativa a proporcionar atención, los errores derivados de la mala praxis y las experiencias peligrosas. Como consecuencia, se establece la obligación de reparar el daño, limitándolo al daño económico, sin considerar lo que ahora se define como daño moral. Quien matara a un esclavo o animal de otros sería condenado a pagar la cantidad más alta que tuviera en el año anterior al delito; quien haya herido a un esclavo o a un animal ajeno, así como destruido o deteriorado el cuerpo de otras personas, deberá pagar al propietario la cantidad más alta que el objeto tuviera en los 30 días anteriores a la ofensa. Para traer *la actio legis Aquiliae*, era necesario: a) que el daño hubiera causado daño, es decir, contrario al derecho; b) una carencia positiva (*in committendo*). Dejar morir de hambre al esclavo de los demás, porque constituía *culpa en omisión*, no generaba responsabilidad. Cualquier culpa atribuible al autor era suficiente: *in lege Aquilia et levíssimo culpa venit*; c) a damage *corpori corpore datum* – el daño debería haber sido causado por un contacto directamente del cuerpo del autor con el de la víctima. "En *Lex Aquilia* son los primeros rudimentos de responsabilidad médica, que prevén la pena de muerte o la deportación del médico culpable de mala conducta profesional. En las obras de Plinio, sin embargo, hay denuncias de impunidad médica, en vista de la dificultad, ya en ese momento, de las tipificaciones legales. Ulpiano declaró (Dig. 1, 18, 6, 7) que "así como el médico no debe ser acusado de muerte, debe ser acusado de lo que se ha cometido por negligencia". Hace más de 1.500 años, el médico ya estaba bajo la comisión, que se hizo responsable daño que causaría al paciente debido a la falta de habilidad o conocimiento.

Para la Ley Aquiliana, no había precio para el hombre libre, pero el esclavo tenía su valor en monedas. La indemnización debe ser a un precio justo. El hombre herido era el valor de la lesión, y el juez decidió si el valor era justo o no. El traje del destino valía el doble que el varonil.[15]

Hubo un importante desarrollo legislativo en el año 451 a.C., introduciendo la sanción penal para los casos de lesiones personales, teniendo en cuenta la calificación personal, el estado físico de los lesionados, los gastos médicos, la noción de incapacidad temporal, etc., influyendo incluso en el Código Napoleónico.[16]

El *Corpus Juries Civilis* fueron las leyes recogidas de la Ley Aquília por Justiniano. El libro Digesto contenía los materiales civiles, indicando cómo medir las pérdidas de propiedad y fuera de balance.

---

[15] KFOURI NETO, Miguel. **Responsabilidad Médica**, 4ª ed.. Sao Paulo. Ed. RT, pág. 40, 2000.
[16] DANTAS, Eduardo Vasconcelos dos Santos. **Aspectos históricos de la responsabilidad civil médica**. São Paulo, 2002. Disponible en: < http://www.jusvi.com >.. Consultado el 11/08/2003, p. 07.

Esta ley hablaba de daños a las cosas vendibles que poseían derechos de propiedad, como un esclavo, y la jurisprudencia extendió su aplicación a todo hombre libre. Según el derecho romano, no correspondía al médico culpar por la muerte natural del paciente, sino por los resultados de su mala praxis. De los romanos también surgió el concepto de que la gran negligencia importa en la culpa y la negligencia excesiva en la gran culpa, y puede importar en los hechos.[17]

Durante la Edad Media, se formó el derecho canónico, donde la culpa del médico por la muerte de alguien nunca se presume por el mero hecho de morir un paciente. Entre 1173 y 1180 un jurista anónimo codificó la ley de la época en el "*Livre des assises de la Cour des Bourgeois*", tratando a los profesionales que mal medican u operan indebidamente, causándoles la muerte.

Las plumas eran inhumano, como llevar al médico a azotar la ciudad, empuñar un urinario y luego ser ahorcado. Los honorarios recibidos del fallecido fueron tomados del patrimonio del profesional y devueltos a los familiares del paciente fallecido. Si se produjera la mutilación, la pena sería por decepción de la mano derecha a la altura de la muñeca.[18] La Corte de Justicia aún debería echarlo de la ciudad.

No hay disposiciones específicas en las leyes del Reino Latino de Jerusalén sobre el tratamiento dental, tal vez porque en ese momento el tratamiento dental no estaba separado de ninguna otra parte del cuerpo, pero aquellos que los practicaban estarían sujetos a las mismas disposiciones legales.

Después de la Edad Media llegó *la Constitutio Criminalis* Carolingeo, el Código Penal del emperador Carlos V en 1532, donde se ocupó de la mala praxis y la negligencia.[19]

Entre la Edad Media y la revolución francesa, ya en la edad moderna, hubo una excepción a la responsabilidad profesional. El parlamento francés declaró a los médicos y cirujanos no responsables de los accidentes que ocurren en el curso del tratamiento, pero las

---

[17] Lutz, Adolpho Gualter. **Errores y accidentes en odontología.** Ed. Sr.C.Mendes. Río de Janeiro, p.11, 1938.
[18] Lutz, Adolpho Gualter. **Errores y accidentes en odontología.** Ed. Sr.C.Mendes. Río de Janeiro, p.13,1938.
[19] *Ibidem*, p.14.

decisiones legales posteriores mantuvieron las responsabilidades profesionales, penales y civiles.

En los países anglosajones, existe la división del derecho en Derecho Usual y Derecho de las Leyes Escritas. La Ley De Lo Habitual ("Ley Común") decide las cuestiones sobre la base de la jurisprudencia. Según él, la culpa extrema se puede comparar con el engaño. Como cada uno el estado estadounidense tiene un derecho habitual, se deduce que la mayoría de las demandas por negligencia se juzgan en el foro civil y no en el penal.

Actualmente casi todos los países cuentan con legislación civil y penal aplicable a la imprudencia, mala praxis y negligencia, tales como: Alemania, Argentina, Chile, España, Francia, Holanda, Honduras, Italia, México etc. Estas leyes se aplican tanto a médicos como a dentistas.[20]

En 1829, los tribunales franceses encontraron difícil responsabilizar al médico. La carga de la prueba recayó sobre quienes acusaron al profesional. En 1832 tuvo lugar el primer juicio que encontró a un médico culpable de mutilar a un niño durante el parto, teniendo que pagar una pensión anual a la víctima.[21]

Luego vino el concepto de la pérdida de una oportunidad, es decir, el error médico resultante del hecho de que al paciente no se le ofrecieron todas las posibilidades de curación. Esta pérdida sería suficiente para dar responsabilidad profesional. La primera condena basada en este principio tuvo lugar en Francia en 1957.

En 1947, el Código de Nuremberg, consecuencia de los crímenes de guerra ocurridos, mantuvo los derechos establecidos en leyes anteriores además de establecer el libre consentimiento con información previa sobre riesgo y beneficio, estableciendo por primera vez la protección contra daños físicos y materiales al paciente.[22]

---

[20] Lutz, Adolpho Gualter. **Errores y accidentes en odontología**. Ed. Sr.C.Mendes. Río de Janeiro, p.15, 1938.
[21] KFOURI NETO, Miguel. **Responsabilidad médica**. 4ª ed.. Sao Paulo. Ed. RT, p.43 - 44, 2000.
[22] Radicchi, Ronaldo. **Responsabilidad Civil y Penal de la Atención Dental a Pacientes VIH positivos**. 2001. Tesis (Maestría en Odontología) - Escuela de Odontología, Universidad Estatal de Campinas, Piracicaba, p. 82.

En 1948, la Declaración Universal de Derechos Humanos defendió los derechos anteriores y estableció el derecho a la igualdad y la hermandad entre los hombres, la libertad y la seguridad, el derecho a la vida, entre otros, y el derecho a la privacidad en su hogar y vida privada. En 1964, la Declaración de Helsinki siguió la tradición de mantener los derechos establecidos, estableciendo otros como la aplicación de principios morales en la investigación.

En 1966, el Pacto Internacional de Derechos Civiles y Políticos se ocupó de los derechos de las personas, estableciendo que es deber del Estado proteger al individuo contra la discriminación, es decir, los profesionales no pueden dar sentido a los pacientes por razón de color, raza, etc., cuando lo buscan en su práctica privada o en un cargo público.

En 1975, la Declaración de Helsinki II trajo la institución de la Comisión de Ética para la Investigación Biomédica en Seres Humanos, creando salvaguardas de integridad al conjunto físico y mental del paciente, constituyendo el concepto actual de salud.[23]

En 1989, la Declaración de Helsinki IV abordó, entre otros temas, la imputabilidad civil y ética de los médicos en el trabajo de investigación, la responsabilidad por el resultado siempre imputado al médico, la prevalencia de los intereses del paciente sobre los de la ciencia y la sociedad, el respeto por la integridad y la privacidad del paciente y el reconocimiento de la posibilidad de daño a la integridad física, salud mental y personalidad del paciente.

1.2 Legislación brasileña

Con la llegada de los portugueses a Brasil, estuvimos sujetos a su legislación, inicialmente en vigor de la Ordenación Afonsina (1446), y luego fueron reemplazados por la Ordenación Manuelina en 1514.[24]

---

[23] Radicchi, Ronaldo. **Responsabilidad Civil y Penal de la Atención Dental a Pacientes VIH positivos.** 2001. Tesis (Maestría en Odontología) - Facultad de Odontología, Universidad Estatal de Campinas, Piracicaba, p. 85.
[24] PIERANGELI, José Henrique – **Códigos penales de Brasil: evolución histórica** - 2.ed. - São Paulo: Editora Revista dos Tribunais, 2001, p. 51-54.

Posteriormente, fueron reemplazados por la Ordenación filipina e incluso después de la independencia de Brasil, continuaron surtiendo efecto. Fue sólo con motivo de la primera Constitución brasileña, otorgada en 1824 por el emperador D. Pedro I, que Brasil se organizó como una nación independiente. [25]

La Constitución de 1824 no comenta sobre la protección del tratamiento dental de una manera específica.

La historia ancestral de la responsabilidad civil – u obligación de reparar daños – en Brasil tiene su hito inicial en la Ordenación del Reino, denominación dada a los Códigos Afonsino, Manuelino, Sebastiânico y Filipino. En ellos se mantuvo fuerte la influencia del derecho romano, que se mencionó expresamente como fuente subsidiaria del derecho positivo.[26]

La responsabilidad civil estaba vinculada a la responsabilidad penal, y había un deber de satisfacción en el Código Penal del Imperio debido a los daños causados. No era el pensamiento dominante en ese momento, y el elemento definitorio era el tipo de interés alcanzado: público o privado. En tus artes. 301 y 302, prohibían el uso clandestino de cualquier título, bajo prisión de 10 a 60 días y multa, pero no se cumplían estrictamente, siendo la práctica odontológica ejercida durante mucho tiempo por esclavos, negros y mulatos.[27]

Câmara Souza, dice al respecto[28]:

> Una siguiente fase, la tercera, comienza con el genio de Teixeira de Freitas, que no estaba de acuerdo en que la responsabilidad civil estuviera vinculada a la responsabilidad penal. Observó, en sus escritos, que la indemnización por el daño causado por el delito se abordaba ahora como una competencia de la legislación civil. Esto ocurrió, según él, como resultado de que la Ley de 3 de diciembre de 1841 había derogado el Código Penal, habiendo revocado el art. 31 y el § 5 del Art. 269 del Código de Procedimiento. Al mismo tiempo, por lo tanto, el instituto de responsabilidad civil se consolida

---

[25] *Ibidem*, 65.
[26] PIERANGELI, José Henrique – **Códigos penales de Brasil: evolución histórica** - 2.ed. - São Paulo: Editora Revista dos Tribunais, p.54, 2001.
[27] VIANNA, Amílcar W. Historia de la Odontología en Brasil. En: OLIVEIRA, Marcelo L.L.**Responsabilidad Civil Dental.** Belo Horizonte: Del Rey, p. 34, 1999.
[28] SOUZA, Néri Tadeu Câmara . Disponible en:<http://www.conjur.uol.com.br/textos/17106> p. 01. Último acceso: 30 de agosto de 2003.

como independiente de la responsabilidad penal, comenzando también a basarse en el concepto de culpabilidad, desarrollando la teoría de la responsabilidad indirecta, admitiéndose la presunción de culpabilidad en el daño causado por cosas inanimadas. Al mismo tiempo, se desarrolla el principio de la responsabilidad de los funcionarios públicos.

Marilise Kostelnaki Chest, dice: [29]

> En Brasil-Colonia, la Ordenación del Reino determinó la obligación de satisfacer el daño, según Valler, al mencionar el art. 21, que trataba de la obligación del delincuente de reparar el daño causado por el delito. El artículo 22 estaba decidido a mantener que la satisfacción debía ser lo más amplia posible y que, en caso de duda, la interpretación se hacía a favor del ofendido. El artículo 29, a su vez, se refería a la obligación de los herederos del delincuente de satisfacer el daño hasta el límite de los bienes heredados. Hasta principios de siglo, la responsabilidad civil en Brasil, con respecto al funcionario público, prevista en la Constitución Federal, y el transporte de la cosa, establecido en el Código de Comercio. La ley específica apareció por primera vez en 1912, que se ocupa de la regulación de la responsabilidad de los ferrocarriles. El principio rector, genérico, sobre la responsabilidad aquiliana, vino con los artículos 159 y 160 del Código Civil de 1916. De estas reglas emanan todas las demás obligaciones de reaparición de daños y perjuicios.

Comenzó a considerar el incumplimiento de las obligaciones por el incumplimiento de los textos legales y por el incumplimiento de la norma contractual.

En la Constitución de 1891, en el momento de la Proclamación de la República, no se menciona también la protección específica al tratamiento dental o al paciente.

En la Constitución Federal de 1934, el artículo 5, XIX, k, dice: "Corresponde privadamente a la Unión legislar sobre: condiciones de capacidad para el ejercicio de profesiones liberadas y técnico-científicas...]. "

Y en el art. 138, f, dice:

> Corresponde a la Unión, a los Estados y a los Municipios, de conformidad con las leyes respectivas: adoptar medidas legislativas y administrativas para restringir la mortalidad y la morbilidad infantiles; y la higiene social, que previenen la propagación de enfermedades transmisibles.

---

[29] Cofre, Marilise Kostelnaki. **El contrato asistencial y la responsabilidad civil**. Ed. Forense. Sao Paulo, 2. ed., p. 11, 2001.

A su vez, la Constitución Federal de 1937 trae en su artículo 16, XXVII: "Corresponde privadamente a la Unión legislar sobre las siguientes materias: normas fundamentales de defensa y protección de la salud, especialmente la salud del niño".

Aquí se hizo referencia a la salud y su protección en nuestro país. Observamos que las Constituciones hablaban poco de salud.

La siguiente Constitución de 1946 también se refiere a la protección de la salud, pero aún no trata directamente de la profesión del dentista. Esta Constitución Federal, en su artículo 5, XV "b" y "p", dice: *b)* "Corresponde a la Unión: legislar sobre: normas generales de derecho financiero; social; defensa y protección de la salud; y esquema [...]" y p) "condiciones de capacidad para el ejercicio de las profesiones técnico-científicas y liberales".

En la Constitución de 1967 y la Enmienda Constitucional N° 1 de 1969, se ocupa en términos generales de la salud, con tres artículos relacionados. En esta Constitución Federal, el art. 8, XVII, "c" y "r" dice: "Corresponde a la Unión legislar sobre: normas generales de derecho financiero; seguros y seguridad social; protección de la salud", y en la letra "r": "[...] condiciones para el ejercicio de las profesiones liberales y técnico-científicas".

En el artículo 150, § 23, dice: "La constitución garantiza, ...] en los siguientes términos: El ejercicio de cualquier trabajo, oficio o profesión de acuerdo con las condiciones de capacidad establecidas por la ley es gratuito".

En el artículo 158, XV, dice: "La Constitución garantiza a los trabajadores los siguientes derechos:[...] para mejorar su condición social: salud preventiva, atención hospitalaria y médica". [30] Aquí vemos la preocupación de la salud preventiva.

El hombre se ha preocupado por el aspecto estético y, como no podía dejar de ser, nuestra sonrisa fue motivo de muchas preocupaciones. Los avances tecnológicos se han producido en odontología, en el arte de restaurar la funcionalidad dental y la estética, ya sea técnicas. materiales y equipos dentales más eficientes. La ciencia ha aumentado la expectativa de salud oral.

---

[30]CUNHA, Alexandre Sanches. **Todas las constituciones brasileñas.** Campinas: Librero, 2001.

Sin embargo, como advierte Miguel Kfouri Neto, a medida que la sociedad evoluciona[31], más presente se vuelve la responsabilidad civil en nuestras vidas. Las víctimas buscan reparación en efectivo como una forma de indemnizar lesiones o compensar la muerte, la capacidad de trabajo reducida, el dolor, la humillación o la tristeza.

1.2.1 La Constitución Federal de 1988

En la Constitución de 1988, la salud tiene un tratamiento mucho mayor y acorde a su debida importancia. Expresa las directrices para los derechos de los ciudadanos.

En el artículo 5 se expresa el derecho fundamental a la protección de la persona por el Estado en su aspecto no económico. En el ítem III, destaca que nadie sufrirá trato inhumano o degradante, protegiendo aún el honor y la imagen de las personas en su x ítem, quedando asegurada la reparación por daños materiales y morales.

Está muy influenciado por el panorama internacional de los derechos humanos previsto en la Declaración Universal de Derechos Humanos y el Pacto Internacional de Derechos Civiles y Políticos.

El artículo 3, IV dice: "Son objetivos fundamentales de la República Federativa de Brasil: IV - la promoción del bien de todos sin discriminación de origen, raza, sexo, color, edad y cualquier otra forma de discriminación".

El artículo 4, II dice: "La República Federativa de Brasil se rige en sus relaciones internacionales por los siguientes principios: II – prevalencia de los derechos humanos".

En el artículo 6, título II, que trata de los Derechos y Garantías Fundamentales, en el Capítulo II de los Derechos Sociales, la Constitución de 1988 dice que son derechos sociales: educación, salud, trabajo, ocio, seguridad, seguridad social, protección de la maternidad y la infancia, asistencia a la desamparados, en la forma de esta Constitución.

---

[31] KFOURI NETO, Miguel. **Responsabilidad civil del médico**. 4.ed – São Paulo: Editora Revista dos tribunais, p.223, 2001.

El artículo 194 del Título VII, que trata del orden social, dentro del Capítulo II de la Seguridad Social, define la Seguridad Social como un conjunto integrado de acciones de iniciativa de los poderes públicos y de la sociedad, dirigidas a garantizar los derechos relacionados con la salud, la seguridad social y la asistencia social.

La Constitución Federal, en el Título VIII, Capítulo II, Sección II, dice sobre la salud en el seu art. 196: "La salud es el derecho de todos y el deber del Estado, garantizado a través de políticas sociales y económicas destinadas a reducir el riesgo de enfermedades y otras lesiones y la igualdad de acceso universal a las acciones y servicios para su promoción, protección y recuperación.

Establece que la salud es un derecho de todos y un deber del Estado. En su art. 197, dice:

> Las acciones y servicios de salud son de relevancia pública, y corresponde al Gobierno disponer, de conformidad con la ley, de su regulación, supervisión y control, y su ejecución debe hacerse directamente o a través de terceros y también por una persona física o jurídica de derecho privado.

También está la participación del sector privado. Al sector privado se le da complemento al desempeño del Sistema Único de Salud (SUS), siendo cierto, sin embargo, que se debe dar preferencia a las entidades filantrópicas y sin fines de lucro. En la misma línea de ideas, está prohibida la asignación de fondos públicos para ayudas o subvenciones a instituciones privadas con fines de lucro. Del mismo modo, se reduce la participación del capital extranjero en la atención de la salud en el país, salvo a través de donaciones de organismos internacionales vinculados a las Naciones Unidas, cooperación técnica y financiamiento y préstamos.[32]

En su interpretación, el SUS al que se refiere el art . 198. Consiste en una integración de acciones y servicios de salud pública, teniendo como lineamientos el principio de descentralización, a nivel de cada esfera de gobierno, atención integral y participación

---

[32] BRASIL. Constitución (1988). **Constitución de la República Federativa de Brasil**. Brasilia, DF: art. 199, § 3.

comunitaria. El artículo 200, II, determinó que las acciones de vigilancia sanitaria y epidemiológica y de salud de los trabajadores son responsabilidad del SUS. "[33]

Goza de numerosas competencias en el art. 200, que van desde el control y supervisión de procedimientos hasta la colaboración en la protección del medio ambiente. Las Leyes N° 8.080 de 19 de septiembre de 1990 y N.° 8.142 de 28 de diciembre de 1990, disciplinan la materia.

La Constitución de la República Federativa de Brasil, en su artículo 6, relaciona la salud entre los derechos sociales; en el art. 23, II, asigna a la Unión, los estados, el Distrito Federal y los municipios la competencia para cuidar la salud pública, así como para adoptar medidas destinadas a garantizar la protección de las personas con discapacidad. El artículo 30, VII, a los municipios, se asigna competencia para prestar, en cooperación técnica y financiera de la Unión y del Estado, servicios públicos de asistencia sanitaria. El art. 200 establece la competencia del SUS.

La salud se concibe como el derecho de todos y el deber del Estado, que debe garantizarlo a través de políticas sociales y económicas dirigidas a reducir el riesgo de enfermedades y otras lesiones.

Las acciones y servicios de salud son de relevancia pública, por lo que están enteramente sujetos a la regulación, supervisión y control del Poder Público, conforme a la ley, que es responsable de ejecutarlos de manera indirecta o por terceros, personas físicas o jurídicas de derecho privado.

El SUS construye los medios por los cuales el Poder Público cumple con su deber en la relación jurídica de salud que tiene en su polo activo a cualquier persona y a la comunidad.

El responsable de las acciones y servicios de salud es el Poder Público, pero la atención de la salud puede ser realizada por la iniciativa privada, cuyas instituciones pueden participar de manera complementaria al SUS.[34]

---

[33] BRASIL. Constitución (1988). **Constitución de la República Federativa de Brasi** São Paulo.Ed. RT, 1996
[34] SILVA, José Afonso da. **Curso de Derecho Constitucional Positivo.** Sao Paulo. Editores de Malheiros. 13.ed, p.762, 1997.

1.2.2 El Código Civil

El Código Civil de Brasileiro contiene normas relativas a las relaciones entre los individuos y los generales (individuos en el sentido de que no son agentes u organismos gubernamentales), incluidas normas para la indemnización de los daños y perjuicios que se produjeron en esta relación.

Si el profesional es funcionario, el artículo 43 del CC, que dice: "Las personas jurídicas de derecho público interno son civilmente responsables de los actos de sus agentes que en esta capacidad causen daño a terceros, con derecho a ser regresivos contra las causas del daño, si existe, por su parte, culpabilidad o hecho".

El art. 389 del CC establece: "Sin cumplir con la obligación, el deudor es responsable de las pérdidas y daños, más los intereses y el ajuste monetario de acuerdo con los índices oficiales establecidos regularmente, y los honorarios de los abogados".

En este caso, la acción indemnizatoria se produce por daños causados por el retraso en el cumplimiento de lo establecido o el cumplimiento de manera no acordada, como en los retrasos no previstos en la finalización de tratamientos o uso de materiales no especificados.

El artículo 935 comenta que no podemos discutir la existencia del hecho, o quién fue su autor, cuando estas cuestiones ya están decididas en el tribunal penal.

El artículo 949 dice: "En caso de lesión u otro delito a la salud, el infractor indemnizará al ofendido de los costos del tratamiento y el lucro cesante hasta el final de la convalecencia, además de cualquier otro daño que el ofendido demuestre haber sufrido".

A su vez, el art. 950 dice:

> Si el delito es defectuoso por el cual el ofendido no puede ejercer su cargo o profesión, o si disminuye su capacidad de trabajo, la indemnización, además de los costos de tratamiento y ganancias perdidas hasta el final de la convalecencia, incluirá una pensión correspondiente a la importancia del trabajo por el que se ha encarnado, o la depreciación que sufrió. Párrafo único. El lesionado, si lo prefiere, puede requerir que la indemnización sea arbitrada y pagada de inmediato.

Establece los parámetros para la indemnización por daños personales, creando la pensión equivalente a la lesión sufrida por la imposibilidad de trabajar al ofendido.

El artículo 951 del CC dice que tiene la obligación de indemnizar a quienes en el ejercicio de su profesión causen daño o muerte por negligencia, imprudencia o mala praxis, no teniendo un carácter tan específico como el que tenía el art. 1545 del Código Civil de 1916, que tenía que los médicos, cirujanos, farmacéuticos, parteras y dentistas están obligados a satisfacer el daño, siempre que la imprudencia, negligencia o negligencia en actos profesionales resulte en muerte, incapacidad para servir o lesiones.

El artículo 27 del Código de Protección al Consumidor, dice que el plazo es de 5 años contados a partir del registro del daño y su autoría, pero de acuerdo con el art. 206, § 3, V, CC, la prescripción de estas acciones de indemnización se produce en 3 años.

1.2.3 El Código de Ética Dental

El código de Ética Odontológico fue aprobado por resolución CFO No. 179 del 19 de diciembre de 1991 y modificado por el Reglamento No. 01 de 05.06.98. El texto se basó en el Informe Final de la 1ª Conferencia Nacional de Ética Dental, celebrada en Vitória (ES), por el Consejo Federal y los Consejos Regionales de Odontología, en 1991. Resolución del CFO - 179/91.

Al examinar el Código de Ética Dental, podemos ver en el artículo 1 del Capítulo I, en las Disposiciones Preliminares, lo siguiente: "Art. 1. El Código de Ética Dental regula los derechos y deberes de los profesionales y entidades con inscripción en los Consejos de Odontología, de acuerdo con sus atribuciones específicas".

El artículo 1 se refiere al objetivo del Código de Ética, mientras que el artículo 2 dice: "La odontología es una profesión que se ejerce, en beneficio de la salud humana y la colectividad, sin discriminación en ninguna forma o pretexto".

Este artículo abordó la importancia de la salud dental para el bienestar general del ser humano, mostrando que la salud bucal es de suma importancia para el concepto de salud general.

El profesional debe ser consciente de sus deberes y los derechos de los pacientes, y también debe actuar de acuerdo con la resolución del Consejo Federal de Odontología.

Art.3, I, dice: "Constriñen los derechos fundamentales del dentista: diagnosticar, planificar y ejecutar tratamientos, con libertad de convicción, dentro de los límites de sus atribuciones, observando el estado actual de la ciencia y su dignidad profesional".

De este artículo se concluye que el profesional debe diagnosticar los problemas y planificar los tratamientos, incluyendo la presencia de enfermedades como el SIDA y otras que pueden manifestarse en la cavidad oral.

El siguiente artículo trata de los deberes fundamentales del profesional:

Artículo 4. Los deberes fundamentales de los profesionales registrados son:

> I - ejercer la profesión manteniendo un comportamiento digno; II - mantener actualizados los conocimientos profesionales y culturales necesarios para el pleno desempeño de la práctica profesional; III - velar por la salud y la dignidad del paciente; IV - mantener el secreto profesional; V - promover la salud colectiva en el desempeño de sus funciones, cargos y ciudadanía, independientemente de si ejercen la profesión en el sector público o privado; VI - preparar los registros clínicos de los pacientes, manteniéndolos en su propio archivo; VII.- Señalar las deficiencias en los reglamentos y normas de las instituciones en las que se desempeñan, cuando las considere indignas para el ejercicio de la profesión o perjudiciales para el paciente, y deberá dirigirse, en tales casos, a los órganos competentes; VIII - abogar por la armonía en clase; IX. Abstenerse de la práctica de actos que impliquen la mercantilización de la odontología o su mala conceptualización;

> X - Asumir la responsabilidad de los actos realizados; XI - salvaguardar la privacidad del paciente durante todo el servicio.

El Código Ético deja muy claro cuál es el propósito de la Odontología en su artículo sexto y se refiere a algunos cuidados que se deben tener en la relación profesional/paciente: "Constituye una infracción ética: II – evitar aclarar adecuadamente los propósitos, riesgos, costos y alternativas de tratamiento".

Después de investigar si es o no responsabilidad del profesional, es de suma importancia contar con todos los documentos como: formulario de presupuesto, anamnesis, radiografías, etc. Es necesario, para probar los costos derivados del tratamiento, asentir.

Todas las formas de prueba de los servicios prestados con el fin de facilitar la posible conciliación de honorarios son importantes, en aquellos casos en los que el paciente abandona el tratamiento.

Así, la falta de un documento firmado por el paciente, aunque no impide la recaudación judicial, puede dificultarla, en la medida en que la cantidad inferior puede ser arbitrada por el Tribunal, en caso de impugnación por parte del tribunal.

Tras el análisis del Código de Ética Dental, en su artículo noveno, se tratará el cuidado que el profesional debe tener con secreto profesional.

Artículo 9. Constituye un delito ético:

> I.- Revelar, sin justa causa, un hecho confidencial que usted conoce por el ejercicio de su profesión;
> II - Descuido en la orientación de sus empleados respecto al secreto profesional.
>
> § 1. Se entiende como causa justa, principalmente:
> a) notificación obligatoria de la enfermedad;
> b) colaboración con la justicia en los casos previstos por la ley;
> c) pericia dental en sus límites exactos;
> d) defensa estricta del interés legítimo de los profesionales registrados;
> e) divulgación de un hecho confidencial a la persona responsable del incapacitado.
>
> § 2. No constituye vulneración del secreto profesional la declinación del tratamiento realizado, en el cobro judicial de honorarios profesionales.

El código trata de las artes. 16 a 18 con respecto a la hospitalización, dando al dentista competencia para:

> [...] hospitalizar y asistir al paciente en hospitales públicos y privados, con o sin carácter filantrópico, respetando las normas técnicas y administrativas de las instituciones. Establece como infracción ética, en el art. 18, realizar una intervención quirúrgica fuera del ámbito de la odontología, incluso en hospitales.

Y entre muchas cuestiones, el artículo 36 trata de las sanciones impuestas y sus aplicaciones: "Los preceptos de este Código son de observancia obligatoria y su violación someterá al infractor y quien, en todo caso, con él compita por la infracción, las siguientes sanciones previstas en el artículo 17 del Estatuto de 10 de julio de 1998:

> I - advertência reservada;
> II - censura pública;
> III - suspensión del ejercicio profesional, hasta ciento ochenta (180) días, "*ad referéndum*" del Consejo Federal;
> IV - Juicio político de la práctica profesional "ad referéndum" del Consejo Federal.

Como hemos visto, el Código de Ética Dental es muy completo, abarcando desde los derechos y deberes del dentista, hasta las sanciones a las que están sometidos por el mal ejercicio de la profesión.

1.2.4 El Código de Protección al Consumidor

El Código de Protección al Consumidor pretendía la responsabilidad objetiva de los profesionales liberales, olvidando el elemento subjetivo, pero esto no fue recibido en el texto final de la ley, y la responsabilidad de los profesionales liberales solo puede determinarse probando la culpabilidad.

El dentista está en mejores condiciones de proporcionar la evidencia necesaria para la instrucción procesal, ya que tiene acceso a los registros clínicos y el conocimiento de las técnicas necesarias.

Por estas razones, en situaciones especiales, según lo dispuesto en el Código de Protección al Consumidor, el juez puede invertir la carga de la prueba transfiriendo al dentista la tarea de probar que actuó sin culpa. En este caso, corresponderá al paciente solo la carga de probar que un servicio en particular no se prestó como debería haber sido.

Constituye una innovación en la relación entre el profesional sanitario y los usuarios de la red pública y privada. En el artículo 3, se trata de definir al dentista como proveedor, ya sea como persona física o jurídica, privada o pública, que presta servicios en el área de la salud.

En el artículo 4, I, dice que el paciente es el consumidor a quien las acciones del gobierno deben proteger debido a su vulnerabilidad al mercado. Trata junto con el art. 6 de la protección de la vida, el derecho a la información y la educación sobre el tratamiento, con aclaraciones previas sobre riesgos y daños y protección contra la publicidad engañosa. También tiene derecho a reparar los daños materiales, morales, individuales, colectivos y difusos y el libre acceso a los órganos jurídicos.

Art. 7, párrafo único; Los apartados 1 y 2 del artículo 25 y el artículo 34 se refieren al caso en que el dentista está empleado, respondiendo solidariamente por los daños causados por su empleado o producto incorporado al tratamiento.

El Código de Protección al Consumidor (CDC) es una ley innovadora. Con pocos años de vigencia (Ley 8.078/90), trajo la responsabilidad del profesional liberal en el artículo 14, §

4, que dice: "La responsabilidad personal de los profesionales liberales se determinará verificando la culpabilidad".

Este artículo establece que el dentista responderá en función de la existencia y prueba de su culpabilidad, y el párrafo 4 personaliza su responsabilidad. Era necesario que el párrafo 4 mencionara explícitamente esta excepción, es decir, la responsabilidad personal del profesional liberal debe investigarse como culpabilidad, lo cual es subjetivo.

El profesional liberal debe entenderse como aquel que el consumidor *elige intuitu personae*, donde los elementos de confianza y competencia son importantes. Cuando el profesional liberal integra una persona jurídica o le presta servicios, su responsabilidad es objetiva y no puede ser mencionada en la responsabilidad personal, mencionada en el artículo 14, § 4, de los CDC.

El CDC adoptó la teoría del riesgo para las relaciones de consumo, es decir, "......] el que crea un riesgo para el consumidor por su actividad económica, para obtener beneficios, debe indemnizar los daños causados por el producto o servicio objeto de esta actividad."

La necesidad de probar la culpa del profesional liberal es una excepción en el Código de Protección al Consumidor, precisamente por la naturaleza personal de los servicios del profesional y la elección hecha por el consumidor entre los profesionales.

Pueden darse casos en los que el comerciante responderá objetivamente al consumidor, dependiendo del tipo de responsabilidad vinculada al acto; si es una obligación de resultado, responderá objetivamente y si es desde el medio, subjetivamente. Este tema se tratará con mayor detalle durante la disertación.

1.2.5 Leyes federales y estatales de salud

La Ley 8.080 de 1990, Sistema Único de Salud, regula las actividades del SUS para las acciones de salud pública en Brasil. Incluso regula la Red Sanitaria Privada. Habla de garantías individuales, del establecimiento de regulaciones que estandaricen las acciones de salud y su democratización.³⁵

Los artículos 2 y artículos y el artículo 3 y el párrafo 3 y el párrafo deben garantizar las garantías de universalidad de los servicios sin discriminación. Los artículos 4º y 5º se ocupan de la descentralización y participación de la sociedad en la gestión de los recursos con el fin de democratizarla.

En su artículo 6, crea el Sistema de Vigilancia Epidemiológica y Sanitaria y define términos relacionados con la salud de los trabajadores.

El artículo 7 trata de la universalidad e igualdad de acceso a los servicios de salud, la integridad de esta atención y la preservación de la autonomía de las personas en defensa de su integridad física y moral.

En el art. 16, se otorga la competencia del SUS para desarrollar estándares para el control de las condiciones de trabajo y el medio ambiente, además de otros, y además de la Unión, los Estados, el Distrito Federal y los Municipios también recibieron competencia para desarrollar lineamientos técnicos para la vigilancia de la salud.

Debido a esta ley, que regula el Servicio Nacional de Salud, prevista en los artículos 20 a 23 y artículos, las condiciones de operación están sujetas a permisos expedidos después de la inspección de inspección en los establecimientos.

Debido a estas atribuciones, se crearon normas estatales de bioseguridad, que tratan diversas atribuciones, incluidas las estructurales para el funcionamiento de establecimientos dentales públicos y privados, pasando del art. 22 al 32 y otros artículos, como se menciona en el Anexo D.³⁶

El profesional dental también tiene la responsabilidad de notificar las enfermedades al Ministerio de Salud, como lo establece la Ley 8.080 del 19/09/90 que creó el SUS en Brasil.

El art. 8 dice:

---

[35] BRASIL. 1990. Presidencia de la República. Ley N° 8.080 de 19/09/1990. **Ley Orgánica de Salud.**
[36] SÃO PAULO (Estado). Secretaría de Salud. **Resolución SS-15 de** 18/01/1999.

Es deber de todo ciudadano comunicar a la autoridad sanitaria local la ocurrencia de un caso comprobado o presunto de enfermedad transmisible, siendo obligatorio a los médicos y demás profesionales de la salud, así como a los responsables de las organizaciones públicas y privadas y establecimientos de notificación de casos sospechosos o confirmados de enfermedades relacionadas.

A nivel Estatal se crearon códigos de salud, definiendo responsabilidades en casos de necesidad de notificación, estándares de bioseguridad, entre otras atribuciones. El profesional puede ser considerado civil y penalmente responsable en todo el territorio del país.

1.2.6 En el Código Penal

La actividad del dentista requiere el manejo de instrumentos que pueden causar lesiones en la cavidad oral de los pacientes. Al realizar cirugías, por ejemplo, actúa lesionando los tejidos orales, pero esta "agresión" no es castigada por el Código Penal, porque es un propósito terapéutico y el consentimiento del paciente.

Las leyes penales incluyen normas que están más vinculadas a la profesión de la salud y prohíben el ejercicio ilegal de la odontología y prácticas como la charlatanería; hacer frente a la omisión de la reparación; abandono de pacientes. A estas normas, de carácter más general, se suman las que castigan las lesiones corporales leves, graves y muy graves.

Estas normas penales, aunque originalmente no se crearon específicamente en relación con los dentistas, a menudo se pueden aplicar a ellas en casos de error dental o en situaciones en las que el desempeño del profesional, la medicación o los procedimientos utilizados pueden estar dentro de una de las tipificaciones del Estatuto Penal.

Es interesante observar que, en el caso de condena penal, homicidio involuntario o lesiones corporales graves, por ejemplo, la obligación de indemnizar a la víctima o a sus herederos se vuelve automática. Cualquier discusión adicional en el Tribunal Civil será solo en cuanto a la cantidad de *indemnización (quantum debeatur)* y no si es debida o no *(un debeatur*). Estos son los efectos civiles de la sentencia penal, como dice el artículo 63 del CPP: "Después de la condena, la sentencia puede ejecutarse, puede promover la ejecución, en tribunal civil, a los efectos de la reparación del daño, el ofendido, su representante legal o sus herederos".

En el caso de una sentencia penal absolutoria, por falta de pruebas sobre autoría, hechos o existencia de dirimentes, la acción indemnizatoria puede analizar toda la materia existente.

Aunque los dentistas no se mencionan directamente en los artículos del Código Penal (PC), se entiende que siendo un profesional, su responsabilidad está implícita en estos artículos (arts. 18, 121, párrafos 3 y 4 y 129, § 6, en casos de negligencia, mala praxis e imprudencia).

estão: omissão de socorro, lesão corporal dolosa, culposa e homicídio. Actuando el dentista con culpa y si el resultado de este procedimiento es incapacidad, debilidad, discapacidad, desuso de extremidad, sentido o función, muerte, o aborto, responderá penalmente por su acto, sin perjuicio de la reparación del daño en el área civil. Podemos citar como ejemplo la pérdida de un incisivo central permanente superior o la parestesia del nervio facial.

Si se aplica un anestésico o se toma una radiografía, el dentista causa el aborto, o causa daño al feto, responderá por su acto. La paciente capaz debe declarar por escrito que no está embarazada.

El dentista debe tener una fuerte capacidad manual para manipular instrumentos afilados e instrumentos giratorios que pueden causar accidentalmente daños graves a las estructuras tisulares de la cavidad oral.

Para ejemplificar tipos de lesiones, tenemos, por ejemplo, la ocurrencia de un corte accidental en los tejidos blandos circundantes, la realización de una exodoncia que causa fractura. o incluso una pérdida importante de tejido óseo alveolar y la intrusión de la raíz dental en el seno maxilar.

En cualquiera de los tres ejemplos, el dentista estará en proceso de derecho penal. Los Institutos Médico-Jurídicos definirán, tras un examen preciso del paciente -examen del cuerpo del delito- si existió una relación causal entre el daño físico registrado y el acto profesional, a fin de poder caracterizar la culpabilidad por mala praxis, imprudencia o negligencia.

Entre los delitos que el dentista puede cometer en el ejercicio de la profesión son: omisión de ayuda, lesiones corporales intencionales, culpables y homicidio.

El art. 135 del CP dice: "No prestar asistencia, cuando sea posible sin riesgo personal al niño abandonado o extraviado, o a la persona inválida o lesionada, a indefenso o en peligro grave e inminente: o no pedir en tales casos la ayuda de la autoridad pública."

Puede haber omisión de ayuda por parte del dentista en muchas situaciones, en las diversas especialidades dentales. El álgebra más común: dejar de atender a un paciente que se sometió a cirugía y tiene hemorragia en el postoperatorio; dejar de medir a un paciente con infección grave por tratamiento quirúrgico, endodóntico, etc.; dejar de referirse a un paciente que presentó una reacción anafiláctica después de someterse a anestesia en urgencias o utilizar su propio equipo de oficina para casos de shock anafiláctico.

Si el paciente recurre a otro profesional y es tratado, aunque no haya resultado de la omisión de ayuda, podrá tomar medidas contra el profesional que estaba omitiendo injustificadamente.

Con respecto a las lesiones culposas, en las distintas especialidades se producen lesiones de nervios orales como el alveolar inferior en las muelas del juicio o extracciones del tercer molar, lo que resulta en un implante que ablanda la escoria o los músculos; infecciones que resultan en infecciones graves; infecciones resultantes de tratamientos de endodoncia mal realizados; prótesis que causan traumatismos constantes; ingestión de sustancias tóxicas en la oficina; aspiración de archivos de endodoncia, etc.

Las lesiones pueden ser causadas accidentalmente, llamadas culpables (art. 129, § 6, CP) o el profesional puede actuar intencionalmente, queriendo dañar al paciente, causando las llamadas lesiones intencionales (art. 129, caput).

La muerte es más difícil de ocurrir debido a los tratamientos dentales, y puede deberse a una lesión corporal (art. 129, § 3-Lesiones corporales seguidas de muerte) o homicidio involuntario (art. 121, CP). Puede ser el resultado de un shock anafiláctico por anestesia o complicaciones cardíacas o hemorrágicas durante el tratamiento en pacientes que se presentan con mala salud general. En este caso, se comprobará si el profesional realizó una correcta anamnesis. Se actuó con prudencia, no será responsable. De lo contrario, se incluirá en los artículos del Código Penal.

La Ley N° 9.099 de 25 de septiembre de 1995 creó los Juzgados Penales Especiales para establecer la conciliación, juicio y ejecución de los delitos de menor potencial ofensivo, trasladando a su ámbito de competencia la conciliación, juicio y ejecución de los casos de lesiones corporales leves y lesiones corporales culposas.

Esta posibilidad de conciliación mitiga la sentencia del dentista que es denunciado por lesiones corporales, ya que, con el fin de resolver conflictos mediante la conciliación y la indemnización del daño sufrido por el paciente, el profesional no sufrirá la pena privativa de libertad si hay conciliación.

Si existe un acuerdo y reparación del daño, existe la renuncia al derecho de representación del paciente y la interposición del proceso. Aun en caso de que no exista conciliación, el Ministerio Público podrá proponer la suspensión del procedimiento, donde el juez determinará las condiciones necesarias a cumplir durante la suspensión.

1.3 El profesional dental

La odontología practicada en Brasil a principios del siglo 16 era rudimentaria, restringida a extracciones dentales. Los barberos y sangrantes trabajaban, aunque sin una licencia bajo la jurisdicción del Cirujano Jefe. La Carta Real del 25 de octubre de 1448, promulgada por Don Afonso, Rey de Portugal, disponía que nadie podía ejercer las artes de la física y la cirugía sin una licencia especial expedida por el Cirujano Jefe.[37]

La primera legislación en Brasil fue la regulación del 9 de mayo de 1743. Fue con esta ley que Tiradentes fue autorizado a ejercer su cargo.

En sus inicios, la práctica de la odontología fue rechazada por los médicos, cayendo en manos de barberos y sangrantes, a menudo de las capas más bajas de la sociedad o incluso esclavos y negros livres.[38]

El 22 de mayo de 1832, un decreto fue emitido por el ministro Lino Coutinho ordenando el arresto y procesamiento de todos los barberos y sangrantes que ejercieron ilegalmente la odontología.[39]

El 29 de septiembre de 1851, se emitió un decreto en Brasil que disciplinaba la odontología como una profesión de la salud y solo podía ejercerse con un permiso de licencia.

El 25 de octubre de 1884, el Decreto Nº 9.311 anexó el curso de odontología a los cursos de medicina en Brasil. Durante el Imperio, el ejercicio ilegal fue considerado delito, siendo un delito en el Código Penal de la República, art. 156 del Código Penal, (Decreto n. 847, del 11 de octubre de 1890).[40]

---

[37] ROSENTHAL, Elías. **Odontología en Brasil.** Es historia. Sao Paulo. Disponible en:<http://www.geocities.com/ odontoufpr/historia.html>. Último acceso: 15 de agosto de 2003, p. 01.
[38] LERMAN, Salvador. Historia de la odontología y su ejercicio legal. *En*: OLIVEIRA, Marcelo L.L. **Responsabilidad Civil Dental.** Belo Horizonte: Del Rey, p. 30, 1999.
[39] OLIVEIRA, Marcelo **L.L.Responsabilidad Civil Dental.** Belo Horizonte: Del Rey, p.34, 1999.
[40] *Ibidem*, p. 35.

La Ley N° 3.141 del 30 de octubre de 1882, Art. 1, finalizó:

> Cada una de las Facultades de Medicina del Imperio llevará el nombre de la ciudad en la que tiene sede; estará regido por un director y la Congregación de lentes, y se impartirá un curso de ciencias médicas y quirúrgicas y tres cursos adjuntos: farmacia, obstetricia y ginecología y odontología.

El 15 de noviembre de 1921, el Decreto Federal N.º 15.003 permitió el ejercicio de la profesión de dentista a quienes estuvieran calificados para tener derecho a un título conferido por las facultades de Medicina oficiales o equivalente en la forma de la ley; egresados de escuelas extranjeras que se calificaran ante colegios nacionales o profesores extranjeros con permiso del Departamento Nacional de Salud Pública.[41]

Para una mayor comprensión del texto, es necesaria una definición sobre la persona del profesional dental. Se trata de un profesional liberal, así entendido por Gabriel Saad[42] " que, bajo remuneración, se compromete a prestar un determinado servicio para el que debe disponer de determinadas condiciones técnicas y científicas al servicio del consumidor contratante, sin la adecuada subordinación de las relaciones laborales".

La práctica profesional de la Medicina, odontología, medicina veterinaria, así como las profesiones de farmacéutico, partera y enfermera en Brasil fue regulada por el Decreto 20.981 del 11 de enero de 1932, pero fue sólo en 1951, a través de la Ley N° 1.314/51, donde el ejercicio de la odontología se individualizó a los titulares de un diploma reconocido por el Ministerio de Educación y Cultura.

La Ley N° 4.324, de 14 de abril de 1964, se ocupó de la estructuración del Consejo Federal de Odontología y de los Consejos Regionales de Odontología atribuyendo a cada uno de ellos personalidad jurídica de directo público, como autarquías, gozando de autonomía administrativo-financiera.

---

[41] *Ibidem*, p.37.
[42] Saad, Eduardo Gabriel(**Consolidación de las Leyes del Trabajo Comentadas**. Sao Paulo. Ed. Ltr. 29 ed., art. 507, p. 383, 1996.

Las atribuciones de los consejos, de conformidad con el artículo 2 de la ley antes mencionada, tienen una función de supervisión sobre el comportamiento ético de los profesionales, y son responsables del papel de los jueces y disciplinarios de la clase dental, cuidando y trabajando, por todos los medios a su alcance, por el perfecto desempeño ético de la odontología, por el prestigio y buen concepto de la profesión y de quienes la ejercen legalmente.

La Ley N° 5.081 de 24.08.66 regula el Reglamento de la profesión de cirujano dentista en Brasil con normas específicas. Los actos contrarios a las normas reglamentarias conllevan sanciones que serán aplicadas por el órgano de clase, tras un procedimiento administrativo, en función de la gravedad de la infracción. Las sanciones aplicables van desde la censura hasta la destitución del derecho a ejercer la profesión.

Por esta ley, la odontología es autónoma, no siendo considerada como parte de la medicina, pero su responsabilidad radica en el mismo plan, como se muestra en el art. 951 del CC, antes mencionado. Delimita la competencia del dentista en su artículo 6, el que figura íntegramente en el Anexo "b" al final de la obra. Este artículo ejemplifica el campo de actuación del profesional, aunque no lo limita.

Solo en su IX ítem, dice: "[...] uso en el ejercicio de la función de perito-dentista, en casos de necropsia, las vías de acceso del cuello y la cabeza", cita una prohibición.

Las normas jurídicas se expresan a través de las leyes. Es en la ley donde debemos buscar las reglas de conducta hechas obligatorias por la fuerza de la ley y las identificaremos en las diversas leyes, además de la Constitución, ya mencionada anteriormente.

2 RESPONSABILIDAD CIVIL

El dentista debe ser consciente de la importancia de comprender su relación con la ley y qué es una habilidad y cómo debe prepararse con la documentación necesaria.

Por esta razón, ha aumentado los cursos de orientación a profesionales, ofrecidos por los órganos de la clase, es decir, por la Asociación de Dentistas de São Paulo, a través de sus ramas.

El art. 186 del CC dice: "El que, por acción u omisión voluntaria, negligencia o imprudencia, viola el derecho y causa daño a los demás, aunque sea exclusivamente moral, comete un acto ilícito". Este artículo trata de la obligación de indemnizar por parte de quienes, por acción u omisión voluntaria, o por negligencia, imprudencia o mala praxis hayan causado daño a terceros.

Además del hecho de que la culpabilidad debe caracterizarse, debe existir el principio de causalidad propia, es decir, el que considera como causa del daño sólo el acto capaz de producirlo; uno que independiente del otro habría sido suficiente para producirlo. A diferencia de la teoría de la equivalencia de condiciones, donde todas y cada una de las circunstancias que han corrido para el resultado serían causa.

Todos son responsables de la conducta que llevaría, por el esperado desarrollo de los hechos, a ese resultado perjudicial, confiando al autor la carga de demostrarlo; también en los lesionados recae la carga de probar objetivamente que no se brindó la atención necesaria, con el daño llegando. Este entendimiento no es pacífico.[43]

El profesional sabe que parte de sus tratamientos está destinado al fracaso, sobre todo en casos tan extremos como la endodoncia, cuando la estructura dental ya está muy comprometida, o en el caso de cirugías de traumatismos mandibulares y maxilares. También puede ocurrir un error dental.

Los sentidos elementales del derecho ayudan al profesional a comprender qué es el error dental y sus consecuencias legales, civiles y penales. Como error dental, se considera el

---

[43]BIERWAGEN, Mónica Yoshiza. **Breves comentarios sobre la relación causal en eventos de causalidad múltiple**. São Paulo, 2002. Disponible en: <http:// www.editoraforense.com.br> Access on 10 Oct 2002, p. 01.

hecho de que cause daño físico o psíquico a un paciente, el resultado de una actitud culpable del dentista.

Además de la culpa, que es un acto sin intención de dañar, puede ocurrir una actitud deliberada, es decir, con la voluntad deliberada y consciente del profesional de violar la norma legal. Este acto culposo caracterizará la obligación de indemnizar.

Existen los Consejos Regionales de Odontología, que son órganos establecidos por la Ley 4.324 del 14 de abril de 1964, encargados del juicio y castigo de los cirujanos dentistas en relación con el ejercicio profesional. Sin embargo, tienen competencia administrativa y disciplinaria, y no pueden obligar al dentista a indemnizar a la víctima por su error. La deliberación administrativa, sin embargo, es una prueba interesante para ser utilizada en los procedimientos judiciales.

2.1 Concepto

Ser responsable significa responder por tus actos. La responsabilidad está vinculada a la idea de obligación, pero es complementaria a una noción más profunda de deber. Se desprende de los actos del hombre frente a este deber.

En la responsabilidad civil del dentista, la causa original es restablecer el equilibrio legal deshecho por lesión o daño, recomponiendo la condición anterior o entregando reparación financiera a la víctima.[44]

En Brasil, la responsabilidad civil establece que quienes causan daño a otros deben pagarle. La responsabilidad civil del dentista se origina en esta norma. El paciente, que sufre pérdidas, puede ser indemnizado, ya sea el daño material o no.

Hablaremos de algunos conceptos necesarios para entender esta situación jurídica entre el profesional y el paciente. Conceptos como: los de responsabilidad subjetiva y

---

[44]CALVIELLI, Ida T.P. El Código de Protección al Consumidor y el Dentista como Proveedor de Servicios. *En*: SILVA, M. **Compendio de Odontología Jurídica**. Sao Paulo. Medsi, p. 389,1997.

responsabilidad objetiva; relación contractual y extracontractual; obligación de medios y obligación de ingresos.

El hombre para vivir en sociedad necesita un conjunto de reglas. La ley existe para que sea posible vivir juntos. . Este conjunto de reglas debe ser observado en toda la sociedad, siendo una condición esencial para su existencia.

El Poder Público organiza políticamente un territorio, estableciendo un conjunto de normas para la convivencia de la sociedad. El orden se establece por la obligación de cumplir con las reglas por parte de la gente de un territorio.

Estas reglas deben ser obedecidas por la sociedad, siendo conscientes de que su incumplimiento dará lugar a sanciones, pero no siempre el infractor de la regla de conducta obligatoria acepta y cumple espontáneamente con las sanciones que se le imponen por la violación de dicha regla.

Existen los mecanismos adecuados para que se apliquen los castigos. Corresponde a los jueces decir el derecho, incluir al infractor en el artículo correspondiente y debe determinar: si la conducta atribuida al presunto infractor es lícita o ilícita; si hay pruebas de que el supuesto
el infractor, efectivamente, practicó la conducta contraria a las normas y entre las penas previstas en la ley, que es la más adecuada.

Por lo tanto, cuando los infractores no aceptan espontáneamente llevar a cabo la conducta prevista en las normas preceptivas, o no aceptan cumplir con las sanciones resultantes de la violación de las reglas, los jueces, a través de un proceso legal regular, determinan los hechos y, sobre ellos, aplican la norma legal aplicable al caso específico, con el debido castigo.

Corresponde a los órganos del Poder Judicial (jueces o tribunales), ante un error dental, preguntar y responder si el hecho constituye un error dental, si hay pruebas, el alcance del daño y el monto de la indemnización.

2.2 Responsabilidad subjetiva y objetiva

Silvio Rodrigues comenta las diferencias entre los dos tipos de responsabilidad: "Estrictamente hablando, no se puede decir que sean diferentes especies de responsabilidad, sino diferentes formas de afrontar la obligación de reparar el daño. "[45]

Para entender la diferencia entre los tipos de responsabilidad es necesario verificar la existencia o no de culpabilidad y también del tipo de obligación existente: obligación de resultado u obligación de medios, que se tratará más adelante.

La responsabilidad subjetiva se caracteriza por un acto culpable. La culpa dental es una desviación de una cierta regla en virtud de la cual se observa una lesión. Es aquella en la que además del acto de indemnización del agente causal del daño y el nexo causal están presentes, también existe la culpa del agente causal del daño. Se caracteriza por la presencia en el acto de este engaño o por la presencia sólo de culpa en sentido estricto, es decir, de imprudencia, negligencia o mala praxis.

El Código de Ética Dental habla de la necesidad de estar calificado en el art. 38, V, y la persona que actúa como dentista sin cumplirlo, puede responder por imprudencia o mala praxis.

A menudo el paciente que busca un tratamiento estético o restaurador ya está psicológicamente debilitado, con la esperanza de rescatar toda la frustración que el tiempo le ha traído, debido a una mala apariencia o, por ejemplo, una mala estética dental u oclusal.

Así, en este caso, la obligación del profesional asume el doble carácter de medio y resultado. En los medios, porque para su correcta ejecución es necesaria la conducta diligente de la cirujano dentista, presentado para cumplir con la expectativa final del paciente. Como consecuencia, considerando que el deudor, en este caso el dentista, se compromete a realizar,

---

[45] RODRIGUES, Silvio. Derecho civil. V.4. **Responsabilidad civil.** 18. ed. São Paulo: Saraiva, p.11, 2001.

a favor del acreedor, que es el paciente, una determinada disposición destinada a obtener un resultado concreto, que es su embellecimiento estético dental.

Hoy en día se busca preservar al máximo el elemento dental, solo si se extrae en el último caso, si no hay más recursos o si el paciente no puede hacer un tratamiento más costoso o acudir a un especialista.

Cuando ocurre que un diente anterior se ve afectado de tal manera que requiere tratamiento de endodoncia y el profesional intenta salvar el diente, pero lo perfora por error, comprometiendo el éxito del tratamiento, causando posible dolor y una futura pérdida del elemento dental, la responsabilidad del dentista se convierte en un medio y resultado.

La sonrisa es la tarjeta de presentación de la persona, especialmente cuando se busca trabajo y en la relación y aceptación en el entorno social. Se requiere tener una estética perfecta, que se destaca por el gran aumento de los tratamientos de ortodoncia. Son personas de todas las edades y no solo niños y adolescentes de diversos ámbitos profesionales, que buscan la estética o la preservación de elementos dentales.

Actualmente el dentista no es buscado solo para aliviar el dolor. Además de la búsqueda de la armonía con el tratamiento de ortodoncia, se busca con blanqueamientos, carillas de porcelana, restauraciones estéticas, etc., para devolver el aspecto saludable que presentaba la dentición antes de la afectación dental. En todas las situaciones, sin embargo, existe una obligación contractual y a pesar de tener que pegar o gastar el diente para un tratamiento de endodoncia, por ejemplo, después de la intervención, el dentista debe proceder a la restauración estética de la lesión. En vista de esta realidad, la obligación del dentista es una obligación de medios y resultado.

Algunos autores entienden que cuando la obligación del dentista se caracteriza por tener que lograr un resultado, es responsabilidad objetiva. La responsabilidad objetiva es aquella cuando el acto, el daño y el vínculo causal están presentes, no hay necesidad de hablar de culpabilidad. Se basa en la teoría del riesgo. Cuando el profesional pone al paciente en una situación de riesgo y llega a causarle daño, está obligado a reparar.

El artículo 927, el único párrafo, da una explicación objetiva de la responsabilidad, que dice: "Habrá obligación de reparar el daño, independientemente de la culpabilidad, en los casos especificados por la ley, o cuando la actividad normalmente realizada por el autor del daño implique, por su naturaleza, un riesgo para los derechos de los demás".

La responsabilidad civil objetivista fue empleada en la Ley Romano, siendo deficiente el concepto de culpabilidad. Algunos autores entienden que Lei Aquília proporcionó una cierta subjetividad, precursora de la teoría de la culpa.[46]

Creemos que incluso en estos casos, se debe hacer un análisis del caso específico, ya que a pesar de que el dentista, por ejemplo, en el caso de un tratamiento de endodoncia de un incisivo anterior superior, tiene la responsabilidad de salvar un diente fonético tan importante y estéticamente, varios factores biológicos como: enfermedades e infecciones preexistentes, paciente que no colabora tomando el medicamento en los momentos adecuados y muchos otros factores, puede provocar el fracaso del tratamiento.

Según Ida T.P.Calvielli,[47] la naturaleza de la obligación contractual de los servicios dentales se ha entendido como una obligación de resultado, y el cumplimiento de los CDC no correspondería a los dentistas verificar la culpabilidad, ya que la responsabilidad sería objetiva. Sin embargo, esta posición no es unánime, ya que la doctrina del CDC es incompatible con el sistema de responsabilidad subjetiva, con culpa, que es la regla general del Código Civil en su art. 186 y, especialmente, del art. 95.[48]

---

[46] DIAS, José de Aguiar. **Responsabilidad civil**. 6. Ed. Río de Janeiro: Forense, 2v., 1979.
[47] CALVIELLI, I.T.P. **El ejercicio ilegal de la odontología en Brasil**. 1993. Tesis (Maestría en Derecho) - Facultad de Derecho, Universidad de São Paulo, São Paulo.
[48] NERY JR., Nelson. **Los principios generales del Código de Protección al Consumidor. Derecho del Consumidor**. Ed. RT., 3v, 44-77, 1992.

Thomasius y Heinnecius fueron precursores en la idea de que la causa del daño debe rendir cuentas, incluso sin haber actuado con culpa. Caio Mário considera el daño como una realidad objetiva y no se debe recurrir a la voluntad de definir la responsabilidad civil.[49][50]

María Helena Diniz entiende que la responsabilidad objetiva se basa en el inicio de la equidad, que viene del Derecho Romano, es decir: el que se beneficia de una situación debe responder por el riesgo o las desventajas causadas.[51]

Marcelo Oliveira dice que[52]: "[...] contrariamente a lo que muchos autores afirman, la obligación del dentista no siempre es un resultado", citando la cirugía oral-maxilofacial y la traumatología como ejemplo de una obligación de medios, cuando luego se aplica la teoría de la responsabilidad subjetiva. También sugiere la reforma del § 4 del Art. 14, del Código de Protección al Consumidor para: "[....] excepto cuando el consumidor está obligado a lograr un determinado resultado y esta promesa es el mueble principal de la elección del profesional por parte del consumidor", como medio de contener las dudas que surjan.

2.3 Responsabilidad contractual y extracontractual

La relación contractual se basa en la autonomía de la voluntad de las personas implicadas. Es una convención entre las partes, convirtiéndose en ley entre ellas lo que se acuerde.

La responsabilidad civil contractual se origina en el incumplimiento de un contrato, escrito o verbal. Los efectos de la responsabilidad contractual están previstos en el artículo 389, CC: "La obligación no se ha cumplido, el deudor es responsable de las pérdidas y daños,

---

[49] OLIVEIRA, Marcelo L.L. **Responsabilidad Civil Dental**. Belo Horizonte: Del Rey, p. 55, 1999.
[50] PEREIRA, Caio Mário da Silva. **Instituciones de derecho civil.** Ed. Forense. Río de Janeiro, p. 16, 1996.
[51] DINIZ, María Helena. **Curso de derecho civil brasileño.** 9 ed. São Paulo: Saraiva, v. III, p. 42, 1994.
[52] OLIVEIRA, Marcelo L.L. **Responsabilidad Dental: Belo Horizonte**: Del Rey, p. 83, 2000.

más los intereses y el ajuste monetario de acuerdo con los índices oficiales establecidos regularmente, y los honorarios de los abogados".

La responsabilidad extracontractual o aquiliana es aquella que establece la ley y no depende de la voluntad de las partes. Derivado de un acto ilícito. Las artes. 186 y 927 del CC, ya mencionados, hablan de esta rendición de cuentas. En la responsabilidad extracontractual es el paciente quien tiene que demostrar la culpa del profesional.

El contrato es el acto resultante del acuerdo de testamentos entre dos o más personas, sobre un tema determinado y determinado. Puede ser un acuerdo en el que una persona da una cosa y a cambio recibe otra (obligación de dar); también puede ser un acuerdo en el que una persona se compromete a hacer algo en beneficio de otra (obligación de hacer), o finalmente puede ser un acuerdo por el cual alguien se compromete a no hacer algo en beneficio de otros (obligación de no hacer).

Además, cuando se trata de los agentes deben ser los mismos **capaces,** es decir, deben estar en pleno disfrute de sus facultades físicas y mentales para que puedan manifestar válidamente su voluntad con respecto al acuerdo de que finaliza el contrato.

De ahí la importancia cuando, desde el tratamiento dental de niños o adolescentes menores de 18 años, estén acompañados por sus padres o hayan autorizado por escrito que el profesional actúe. El dentista también debe ser consciente de este detalle además de iniciar el tratamiento. La hoja de anamnesis del paciente también debe estar firmada por una persona responsable mayor de 18 años. En cuanto al objeto, debe ser legal, permitido o no prohibido por la ley.

Cuando las cláusulas están preestablecidas, el contrato es de un do-it-up. La mayoría de las veces los contratos establecen derechos y obligaciones recíprocas. En la compra y venta, el comprador tiene la obligación de pagar el precio y el derecho a la cosa sujeta al contrato; el vendedor tiene la obligación de entregar la cosa al comprador y el derecho a recibir la cantidad correspondiente al precio ajustado.

La cláusula de no indemnización en los contratos dentales es muy discutida. Muchos creen que se trata de una cláusula nula porque es contraria al interés social. El artículo 51, I, del Código de Protección al Consumidor, dice:

> Las cláusulas contractuales relativas al suministro de productos y servicios que: I – imposibiliten, exoneren o atenúen la responsabilidad del proveedor por defectos de cualquier clase de productos y servicios sean nulas de pleno derecho o imposibiliten expresar o atenuar la responsabilidad del proveedor por defectos de cualquier clase de productos y servicios o impliquen renuncia o prestación derechos. En las relaciones de consumo entre el proveedor y la persona jurídica consumidor, la indemnización puede ser limitada, en situaciones justificables.

Este mismo artículo permite la limitación de la responsabilidad indemnizatoria, tal y como se cita, cuando sea justificable y en el caso del consumidor sea una persona jurídica. Con respecto a la persona física, no se persevera ninguna cláusula que restrinja o exonere el deber de indemnizar.

En los contratos profesionales, la mayoría de las veces, nos enfrentamos a una obligación de hacer o prestar un servicio, en el que el contratista tiene el deber de utilizar todos sus conocimientos y toda su habilidad para realizar el trabajo deseado por el contratista.

Los contratos para la realización de trabajos profesionales pueden ser: contratos en los que la obligación es una obligación de resultado, tales como la realización de restauraciones que se consideren cumplidas si se alcanzó el fin deseado por el contratista, como cuando, el contratista se compromete a utilizar todos los medios a su alcance, para lograr los objetivos establecidos en el mismo, obligación de medios, como es el caso típico del contrato para el tratamiento de endodoncia por la cual, aunque el dentista no pueda garantizar plenamente la recuperación del diente lesionado del paciente, asume la obligación de poner en servicio la mejor técnica, o derivarlo a un especialista con mayor experiencia, según el caso concreto.

Al derivar a sus pacientes a otro especialista, entendemos que si el profesional actuó de acuerdo con la técnica y, si hizo todo lo posible, comprobado a través de la documentación, llegando el elemento dental a perderse, en el caso de un tratamiento de endodoncia, el profesional está descalificado de responsabilidad, en los casos en que el elemento dental ya tiene su estructura muy comprometida, con la presencia de quistes e infección de larga data.

Según Venosa, la responsabilidad del dentista suele ser contractual por su propia naturaleza[53]. Aunque en el contrato de servicios, ya sea escrito o verbal, los dentistas se comprometen a proporcionar servicios más amplios, incluido un resultado positivo, y hay muchos factores que interfieren con el éxito del tratamiento dental. Fatores externos como asepsia del lugar donde se está realizando el tratamiento, como un consultorio o quirófano; medicamentos o incluso la reacción del paciente.

Los contratos intermedios son los más frecuentes. En el medio están los trabajos de restauraciones, profilaxis dental y otros tratamientos cotidianos del consultorio dental.

Es por ello que, en la gran mayoría de los casos, en virtud del contrato, el dentista no está obligado a restaurar la salud bucal del paciente, porque la odontología en sí no es una ciencia exacta, sino que está obligado a desarrollar sus actividades profesionales, conduciéndose con aquellos atributos exigidos a todo profesional responsable, a saber: atención, cuidado y diligencia en la aplicación del conocimiento de su arte, para lograr el objetivo de restaurar o restaurar la salud bucal del paciente, dentro del límite de lo que es posible.

En los contratos profesionales, la mayoría de las veces, nos enfrentamos a una obligación de hacer, o de prestar un servicio, en la que el contratista tiene el deber de utilizar todos sus conocimientos y toda su habilidad para realizar el trabajo deseado por el contratista.

También hay una diferencia cuando el servicio es prestado por una persona física o jurídica. Cuando es proporcionada por una clínica, por ejemplo, la relación que se establece es contractual. Responden de acuerdo a lo que está escrito en el contrato, no siendo necesario si se demuestra su culpabilidad, sino solo el incumplimiento. Esto se debe a que, en este caso, el CDC tiene aplicación.

En este caso, no fueron las condiciones personales del profesional como el conocimiento, la habilidad y el prestigio lo que llevó al paciente a contratar, respondiendo a la clínica independientemente de la culpa. Ahora, cuando el dentista divide las ganancias y los

---

[53]VENOSA, Silvio de Salvo. **Derecho civil: responsabilidad civil.** 3ª ed. São Paulo: Atlas, p. 107, 2003.

gastos en la clínica, sin perder su carácter personal, responderá solo el dentista que realizó el tratamiento.

Esto no ocurre con la responsabilidad extracontractual, que se deriva de las normas de la vida en sociedad y no de un contrato, como la mayoría de las relaciones entre dentistas.

2.4 Obligación de medio y resultado

Las obligaciones intermedias son aquellas en las que el profesional tiene una responsabilidad subjetiva, no comprometiéndose a lograr un resultado. Tiene el deber de emplear al contratista toda su diligencia y ser prudente, utilizando las técnicas adoptadas en la profesión. En caso de daño, solo responderá si el paciente demuestra su culpabilidad. En este caso, el profesional actúa sin garantizar el resultado.

Para María Helena Diniz, una obligación de medios es aquella en la que el deudor se compromete a utilizar la prudencia y la diligencia normales en la prestación de un determinado servicio para lograr un resultado, sin estar obligado a obtenerlo.[54]

Las obligaciones de resultado se producen cuando el profesional tiene una responsabilidad objetiva, comprometiéndose a lograr el resultado deseado. En el caso de que no logres el resultado, aunque hayas actuado de manera competente, tendrás que indemnizar, pues la obligación de resultado genera una responsabilidad objetiva, asumiendo tu culpabilidad si no llegas al fin deseado.

El contratista se compromete a lograr un objetivo delimitado, un resultado determinado, para satisfacer lo que se requería con el contratista.

Demogue fue el primero en hacer esta clasificación entre medias y resultado. Entendió que la obligación de medios no requiere nada más del deudor que el uso de los medios

---

[54] DINIZ, María Helena. **Curso de derecho civil brasileño**. 9. ed. São Paulo: Saraiva, v. II, p. 157-158, 1994.

conocidos para un propósito determinado y los de resultado, aquellos a los que la persona está obligada al resultado final deseado. Fuera de los contratos sólo habría obligaciones medianas.[55]

El dentista trabaja con el objetivo de resolver un sufrimiento físico (significa obligación), así como reparar estéticamente la dentición del paciente (obligación de resultado). Creemos que debido a que depende de una respuesta biológica, los servicios dentales deben considerarse, en un primer momento, como obligaciones medias, aunque algunos autores entienden que la responsabilidad del dentista es más una obligación de resultado, incluso si entienden que no siempre será un resultado.[56]

Se necesitan estudios para verificar la probabilidad real de que un tratamiento alcance el 100% de éxito en casos concretos. A menudo es difícil saber si una obligación es medio o resultado. Puede ser que un tratamiento que hoy se considera un medio, debido a los avances tecnológicos sea un resultado en el futuro.

Se debe tener en cuenta la forma de contratación y la posibilidad física de lograr el resultado deseado. Si el contratista está obligado a lograr un resultado y esta fue la razón determinante para el cumplimiento del contrato, la obligación es un resultado.[57]

Ida Calvielli dice que estas promesas actualmente ocurren desde formas rudimentarias, como las más sofisticadas, asegurando servicios incluso por escrito.[58]

El dentista no puede aprovechar la forma de contratación para eliminar su responsabilidad, incluso si tiene un término firmado por el paciente.

Nelson Nery Jr., con respecto a la responsabilidad del profesional liberal, afirma:[59]

---

[55] DEMOGUE, René. *Traité des obligations in general* apud KFOURI NETO, Miguel. **Culpa médica y carga de la prueba.** São Paulo : Editora Revista dos Tribunais, p. 227, 2002.
[56] VENOSA, Silvio de Salvo. **Derecho civil: responsabilidad civil.** 3ª ed. São Paulo: Atlas, p. 107, 2003
[57] OLIVEIRA, Marcelo L.L. **Responsabilidad Civil Dental.** Belo Horizonte: Del Rey, p. 73, 2000.
[58] CALVIELLI, Ida T.P. Responsabilidad profesional del dentista. En: SILVA, Miguel. **Compendio de odontología jurídica.** São Paulo: Medsi, 1997.
[59] NERY JUNIOR. Los principios generales del código brasileño de protección al consumidor. São Paulo, v.3, p. 44-77, 1992.

También hay que distinguir entre las obligaciones del medio y las del resultado, de modo que la responsabilidad del profesional liberal esté perfectamente caracterizada. Cuando la obligación del profesional liberal, *aunque sea elegida intuitu personae* por el consumidor, sea de resultado, su responsabilidad por el accidente de consumo o adicción al servicio es objetiva. A la inversa, cuando se trata de una obligación de medios, el § 4 del Art. 14 del CDC se aplica en su totalidad, y la responsabilidad del profesional debe examinarse bajo la teoría de la culpabilidad. En todo caso, en las acciones de indemnización interpuestas frente al profesional liberal, ya sea una obligación de medio o de resultado (objetivo o subjetivo), es posible invertir la carga de la prueba a favor del consumidor, tal y como proclama el art. 6, VII, del Código.

Para saber si la obligación es media o resultado, dice Marcelo Leal de Lima Oliveira, [60]" [...] es necesario observar dos cosas: la forma de contratación y la posibilidad física de lograr el resultado útil de la obligación contratada".

Oliveira, dividió las obligaciones de medio y resultado del dentista según su especialidad. Vale la pena mencionar que cada caso merece atención, y puede, en el caso concreto, sufrir modificaciones, especialmente si el profesional se compromete con el resultado.

ESPECIALIDAD	CARÁCTER OBLIGACIONAL
Odontología restauradora	Resultado
Ortodoncia	Resultado
Patología oral	Resultado
Prótese dental	Resultado
Odontología en salud pública	Resultado
Radiología	Resultado

---

[60]OLIVEIRA, Marcelo L.L. **Responsabilidad Civil Dental.** Belo Horizonte: Del Rey, p. 73, 2000.

Endodoncia	Resultado
Cirugía de Traumatología Oral-Maxilofacial	Meio
Odontología Legal	Resultado y medio
Odontopediatría	Resultado y medio
Periodoncia	Resultado y medio
Prótesis MaxiloFacial	Resultado y medio
Estomatología	Resultado y medio
Implantodontia	Resultado y medio

Kfouri Neto[61] también entiende las siguientes especialidades como medio de obligación: endodoncia, periodoncia, odontología pediátrica, traumatología oral-maxilofacial, entre otras dependiendo del caso concreto. Creemos que la endodoncia debe clasificarse como una obligación de medios, como señala este autor.

La obligación también puede ser un resultado cuando el profesional hace una promesa, asegurando que el tratamiento será de cierta manera, como antes y después mostrado en programas de computadora.

2.5 La responsabilidad civil del dentista

Aparentemente, anteriormente, la responsabilidad del dentista es subjetiva, contractual y en gran medida mediana. SilvioVenosa también está de acuerdo con el predominio de la responsabilidad contractual, pero entiende más fuertemente como una obligación de resultado, y puede ser de medios.[62]

---

[61] KFOURI NETO, Miguel. **Responsabilidad civil del médico**. 3ª ed. São Paulo: Revista dos Tribunais, p.211, 1998.
[62] VENOSA, Silvio de Salvo. **Derecho civil: responsabilidad civil**. 3ª ed. São Paulo: Atlas, p. 107, 2003

Es subjetivo porque el dentista, al ser considerado responsable en caso de error dental, depende de la prueba de haber actuado con culpa en el ejercicio de su profesión.

En el Código Civil el art. 951 dice:

> Las disposiciones de las artes. 948,949 y 950 también se aplican en el caso de la indemnización debida a quien, en el ejercicio de la actividad profesional, por negligencia, imprudencia o mala praxis, causa la muerte del paciente, agrava el mal, causa lesiones, o lo inhabilita para trabajar.

En estos artículos, el Código despeja la llamada responsabilidad subjetiva en la que existe la necesidad de la tipificación de la culpabilidad (negligencia, imprudencia y mala praxis), de modo que se atribuya una indemnización al infractor del daño.

Es contractual porque, en el momento del presupuesto que la profesional entrega al paciente, ambos establecen una relación contractual, resultante del acuerdo de voluntades, respecto a un servicio que será prestado por el profesional.

El paciente participa pagando los servicios y recibe un tratamiento a cambio. Esto caracteriza una relación contractual, siempre que el objeto sea legal y los agentes sean capaces y no prescritos por la ley.

En cuanto a la obligación puede ser media, resultado o medio y resultado según la especialidad, que se explicará mejor a continuación. Según la teoría subjetiva adoptada por nuestro Código Civil, en las artes. 186 y 951, corresponde a la víctima probar la culpabilidad del oficial para una mayor reparación por el daño sufrido.

A menudo la prueba es difícil. En algunos casos admite responsabilidad objetiva o responsabilidad sin culpa.

No se pueden identificar diferentes especies de responsabilidad en estos conceptos,[63] sino diferentes formas de ver la obligación de reparar el daño. La responsabilidad inspirada por la idea de culpa es subjetiva y cuando se inspira en la idea de riesgo es objetiva.

---

[63] RODRIGUES, Silvio. **Derecho Civil**. Vol II. Ed. Saraiva, São Paulo, 2001

Teniendo en cuenta la naturaleza de la obligación contractual de los servicios del cirujano dentista, entendida como resultado, podría interpretarse que en el caso de una queja contra el servicio prestado, la verificación de la culpabilidad no sería necesaria.

Como señala Nery,[64] "[...] también se debe hacer distinción entre obligaciones de medio y de resultado, de modo que la responsabilidad del profesional se caracterice perfectamente. liberal. [...] A fórmula para resolver a questão está na realização de um exame prévio com o objetivo de apurar se a obrigação que o profissional assumiu é de meio ou de resultado.

Aquellos que ven la culpa como un elemento fundamental de la responsabilidad civil dicen que la culpa tiene un fundamento moral y, por lo tanto, la responsabilidad no puede concebirse sino por ella. El ser humano es responsable de reparar un acto propio y el daño que ha causado.

Muchos se han opuesto a la idea de la culpa como fundamento de la responsabilidad civil, tratando de apuntar a este concepto. El ser humano es un ser biológico y no exacto, son muchos los factores que llevan a la sucesión o fracaso del tratamiento. Hay que ver estadísticamente, cuáles son las posibilidades de que un tratamiento sea exitoso o no y cómo la cooperación del paciente o no puede influir en este resultado.

Existen límites al desempeño del dentista, y puede realizar en consultorio o ambulatorio cirugías que requieran únicamente anestesia local y dentro de las especialidades odontológicas, que según el artículo 39 de la Resolución 185/93, son: cirugía y traumatología oral-maxilofacial, odontología restauradora, endodoncia, odontología legal, odontología de salud colectiva, odontología pediátrica, ortodoncia, patología oral, periodoncia, prótesis oral-maxilofacial, prótesis dentales, radiología, implantodontia y estomatología.

El profesional también es responsable cuando un empleador, según lo dispuesto en el art. 932, CC, por los actos de sus empleados y los colocados, en el ejercicio del trabajo que

---

[64] NERY JUNIOR. Los principios generales del código brasileño de protección al consumidor. São Paulo, v.3, p. 44-77, 1992.

compiten . El resumen 341 de la Corte Suprema (STF) también dice: "Se presume culpa del empleador o principal por el acto ilícito del empleado o representante".

Este Resumen confirma la responsabilidad del dentista por actos de terceros que trabajen directamente bajo su responsabilidad. Puede estar libre de culpa si demuestra que no actuó *con culpa "in iligendo",* por haber elegido a un representante de manera segura y no cesar. supervisar sus actos (culpa *en la vigilia*). Si la responsabilidad es objetiva, habrá rendición de cuentas.

Dado que el dentista es el responsable final, cuando exista responsabilidad de profesionales auxiliares como técnicos de prótesis, técnicos de higiene bucal, auxiliares de consultorio dental y auxiliares de prótesis dental, podrán responder conjuntamente. Pueden tener derecho de retorno contra estos ayudantes. [65]

3 ESPECIES DE CULPA

En este capítulo abordaremos las especies de culpabilidad y su relación con la responsabilidad civil en casos de errores dentales. La culpabilidad puede conceptualizarse como el incumplimiento de un deber que el agente debe conocer y observar.

Días [66], conceptualiza la culpa como:

> La falta es la falta de diligencia en la observancia de la norma de conducta, es decir, el desprecio, por parte del agente, del esfuerzo necesario para observarla, con un resultado no deseado, pero previsible, siempre que el agente destine las posibles consecuencias de su actitud.

La culpabilidad en el campo civil se divide en delo y culpa. Hay una gran diferencia entre ambos, porque en la escritura la acción apunta a un resultado intencional, mientras que en la culpa, la acción se debe a negligencia, mala praxis o imprudencia. Derecho Civil

---

[65] VENOSA, Silvio de Salvo. **Derecho civil: responsabilidad civil**. 3ª ed. São Paulo: Atlas, p. 108, 2003.

[66] DIAS, José de Aguiar. **Responsabilidad civil**. 6. Ed. Río de Janeiro. Ed. Forense. 1v, p. 136, 1979.

Brasileño elegeu a culpa como centro da responsabilidade subjetiva que orienta a responsabilidade civil, em seu art. 186 (CC).

La culpa se divide en tres grados en la doctrina tradicional: severa, ligera y muy ligera. La tumba se manifiesta de manera cruda, acercándose a la gesta. Incluye la culpa consciente, donde el agente asume el riesgo de que el evento pueda suceder. La culpa leve se caracteriza por la violación de un deber de conducta relacionado con el hombre promedio, en situaciones en las que no transgrediría el deber de conducta. La culpa muy ligera se ve por la falta de atención ocasional, donde solo alguien con conocimientos especiales podría tener. Es la cantidad del daño lo que establece el daño y no el grado de culpabilidad.[67]

3.1 Responsabilidad civil con culpa

La falta consiste en la desviación de un modelo ideal de conducta, representado, a veces por la buena fe, otras por la diligencia del buen padre de familia (*pater familias*). El Código de Napoleón estableció los inicios de la culpa como fuente del deber de indemnizar y decía en el art. 1.382: "Todo hecho humano que produzca el daño de otra persona obliga a repararlo a quien por cuya culpa ocurrió esto". El art. 1.383 decía: "Cada uno es responsable del daño debido no sólo a su acto, sino también a su negligencia o imprudencia".[68]

El individuo, en sociedad, debe estar atento a la realidad de la interacción social, evitando prácticas que puedan, de cualquier manera, causar daño a los demás.

---

[67] VENOSA, Ílvio de Salvo. **Derecho civil: responsabilidad civil**. 3. Ed. São Paulo: Atlas, p. 25, 2003.

[68] OLIVEIRA, Marcelo L.L. **Responsabilidad Civil Dental**: Belo Horizonte: Del Rey, p. 45, 2000.

El concepto de culpa no es sólo la abstención de hacer algo prohibido. Sin embargo, también, cuando el individuo en la sociedad se ve obligado a actuar, a realizar algunos actividades, tendrá que hacerlo considerando las reglas o técnicas inherentes a la misma, así como emplear su atención y cuidado en cualquier actividad o tarea de la que potencialmente pueda resultar en peligro para la vida, la salud o la propiedad de los demás.

La idea de que el dentista responda a través de la culpa predomina en la doctrina, independientemente de la ausencia de contrato, porque siempre existirá la obligación de reparar el daño, dentro o fuera del contrato.

El dentista solo será responsable si ya no cumple con sus deberes de informar y asesorar, asistir y prudencia. Este deber consiste, inicialmente, en el correcto desempeño profesional, en la necesidad de que éste establezca con su paciente las condiciones de pago, los servicios a

acuerdos a los que sirve, el precio de la consulta, etc., el deber de informar y asesorar.

En esta etapa, el dentista debe explicar el tratamiento propuesto a fondo al paciente y con respecto al estado de los elementos y estructuras orales, alertándolo de los riesgos, sobre su especialidad, de manera que el paciente esté completamente informado.

También consiste en la prestación de los servicios contratados de la mejor manera posible, atendiendo las llamadas y tratando de mantenerse informado de las condiciones de salud del paciente durante el tratamiento, el deber de asistir. El profesional debe ser fácilmente encontrado, en casos de emergencia, para que el abandono no se caracterice y conduzca a la rendición de cuentas.[69]

Pode deixar de atender o paciente, mas jamais abandoná-lo, levando-se em conta que esta recusa não cause danos imediato, devendo comunicar o que aconteceu ao paciente ou a algum familiar do mesmo.

---

[69]CHABAS, Francisco. . La responsabilitá Del medico per i danni causati nell' esercizio della professione, nel diritto francese. Riv. Responsabilità Civile y Previdenza, Milán: Giuffrè, anno 1988, vol. LIII apud KFOURI NETO. **Culpa médica y carga de la prueba.** Ed. RT. Año 2002

Este deber de asistencia y prudencia permite respetar, entre otras cosas, la forma de actuar del dentista. Se pueden realizar tratamientos innovadores, no reconocidos por la ciencia dental, o que impliquen grandes riesgos, sin la autorización del paciente o de sus familiares, cuando el paciente se encuentra inconsciente, como en el caso de un traumatismo, donde el cirujano oral-maxilofacial debe actuar con prontitud.

La falla todavía se caracteriza si el dentista no actúa con prudencia. Puede caracterizar imprudencia, actuando descuidadamente; negligencia, si deja de adoptar las medidas adecuadas o mala praxis, por incumplimiento de las normas técnicas de la profesión. [70]

El dentista no quiere faltar. Asume, a través de sus estudios en cursos de pregrado y posgrado, que es capaz de trabajar en las diversas especialidades.

El error dental ocurre cuando, a pesar de no pretenderlo, causa daño físico o psíquico al paciente. Este acto se caracteriza por la falta de intención, de hecho, siendo un acto culpable.

Hoy en día, con tantas especialidades y soluciones a casi todos los problemas del universo oral, el profesional siente la necesidad de ampliar sus conocimientos y no puede aventurarse a trabajar en áreas como la implantología o las cirugías extensivas, sin haberse titulado.

Lo ideal sería que cada dentista tuviera una especialidad y se fuera a mejorar constantemente. Es un riesgo pensar que, como médico general, puede ser capaz de actuar en todas las especialidades correctamente, actuando con toda la técnica, aunque es posible.

Uno de los problemas que impiden esta posición son los excesivos costes de los cursos de odontología, así como el bajo valor que ejerce la competencia del mercado en relación con los diversos tratamientos.

---

[70] SILVA, M.S. **Compendio de Odontología Jurídica** : Ed. Ltda Médica y Científica. São Paulo, 1997.

El profesional tiene que estar bien cualificado, cursando cursos muy caros y no puede cobrar un precio razonable, en muchas oficinas, para cubrir los gastos del material y cursos, debido a los bajos precios que ejerce la competencia.

Los errores profesionales se pueden dividir, según Lutz en: [71]

> 1º Errores y Accidentes en Anestesia: un cierto porcentaje de muertes y accidentes ocurre en anestesia, especialmente en anestesia general;
> 2º Errores diagnósticos: A. Por acción: a) examen realizado con técnica defectuosa; b) interpretación errónea de los datos semiológicos, aunque correctamente obtenidos. B. Por defecto: falta de uso de un recurso indispensable, como la radiografía.
> 3º Errores de tratamiento: A. Por acción: a) elección de tratamiento inadecuado; b) uso de instrumentos inadecuados y remedios contraindicados, peligrosos o intercambiados, mala técnica en intervenciones o en el laboratorio de prótesis, incluso en la fabricación de aparatos de ortodoncia. B. Por defecto: por ejemplo, la falta de tratamiento de canales infectados o sangrado, falta de extracción de raíz antes de la colocación de una prótesis total, falta de asesoramiento indispensable.
> 4º Errores de pronóstico: son errores que dan menos oportunidad a un proceso, y es necesario que estos errores hayan resultado en un daño apreciable.
> 5º Falta de higiene: por ejemplo, el contagio y transmisión de enfermedades como la sífilis a la boca del cliente por las manos del dentista etc.
> 6º Errores de habilidad.

Francia[72], enseña:

> "[...] el error dental en el ámbito de la responsabilidad, puede ser de orden personal o estructural. Es personal cuando el acto dañino ocurrió en la acción u omisión, debido a falta de preparación técnica e intelectual, consternación grave o razones ocasionales relacionadas con condiciones físicas o emocionales. También puede provenir de fallas estructurales cuando los medios o las condiciones de trabajo son insuficientes o ineficaces para una respuesta satisfactoria".

El fracaso del profesional, además de su falta de preparación o descuido, puede ser causado por el uso de equipos inadecuados. No es raro en Brasil encontrar oficinas mal equipadas, o con más de veinte o treinta años de uso.

Por ejemplo: cuando el jugador no funciona o no tiene la capacidad correcta para mantener el campo quirúrgico libre de saliva, puede comprometer la preparación de restauraciones ono tratamiento endodóntico, donde también es necesario aislar el elemento dental de la saliva, puede causar contaminación del canal, ya que tiene muchas bacterias.

---

[71] Lutz, Adolpho Gualter. **Errores y Accidentes en Odontología**. Río de Janeiro. Ed. Est. De Arts Graph, p. 50-51, 1938.
[72] FRANCIA, Genival Veloso de. **Derecho Médico**. Sao Paulo. Fundación Editorial Byk. 6. ed., p. 242, 1994.

Cuando las fallas son técnicas, se clasifican como personales y cuando se refieren al equipo, son estructurales.

Actualmente la oficina parece un laboratorio, porque hay tantos dispositivos presentes, o que deben estar, según la especialización ejercida, que van desde dispositivos de rayos X, aparatos de ultrasonido para la eliminación de sarros, chorro de bicarbonato, invernaderos, dispositivo de curado de luz, bisturí eléctrico, láser dental, microscopía óptica y muchos otros.

El profesional está libre de culpabilidad si se produce un error no relacionado con fallos técnicos o estructurales, como en el caso de accidentes imprevisibles, resultantes de un caso fortuito o fuerza mayor. Al ser imprevisto, no se podía evitar.

Si el problema dental tiene un mal pronóstico, como canales reabsorbidos o dientes con quistes o infección aguda, la pérdida del elemento dental derivada de la propia evolución de la enfermedad, no responsabiliza al dentista.

Hay dentistas que cobran precios populares, trabajando fuera de la ética, porque debido a la gran cantidad de pacientes, a menudo no es posible esterilizar el material durante el tiempo adecuado. Otro dato es la reutilización de materiales desechables como guantes, retoños etc.

Los servicios públicos también cometen estas fallas estructurales, con el desguace de los equipos dentales disponibles, la falta de material e instrumentos de consumo, con un riesgo real de contraer enfermedades como el SIDA y la hepatitis B.

Como medida de precaución, los dentistas del Estado de São Paulo han sido vacunados contra las enfermedades más graves. Entre ellos, la hepatitis B, el tétanos y la difteria. La vacunación se produce para proteger los terribles efectos de estas enfermedades en los profesionales, así como la protección de los pacientes.

Actuando como empleados del sector público, si ocurre el error dental de una de estas fallas estructurales, el profesional no puede ser considerado responsable, siempre y cuando no compita por el evento.

Si este es el caso de la indemnización, la acción debe dirigirse contra las agencias públicas municipales, estatales, federales o federales.

3.1.1 Negligencia

Es negligente el profesional que actúa con descuido, desatención. Omite, se vuelve inerte, pasivo y no hace lo que debe hacer según una buena técnica.

Usted puede ser considerado responsable por negligencia de una manera similar, por permitir que terceros, como ayudantes, estudiantes de odontología sin supervisión, realicen tratamientos bajo su responsabilidad.

Algunos dentistas colocan a los asistentes o incluso a la secretaria para, por ejemplo, pegar los brackets en los pacientes, en el caso de la ortodoncia, y pueden provocar desniveles los dientes al colocarlos en la posición incorrecta.

Si causa daños debido a un mal mantenimiento de su equipo dental, el dentista también responderá por negligencia, como en el caso de ventosas obstruidas, falta de agua en los corrales de alta rotación, luces reflectoras quemadas, etc.

Los daños pueden ocurrir en consultorios privados, así como en clínicas y hospitales. Otros ejemplos son: quemaduras en la mucosa oral por sustancias farmacológicas, traumatismos por caídas de pacientes mal colocados en el sillón dental, olvido del algodón dentro del canal al realizar la restauración, dejar que Actuando como empleados del sector público, si ocurre el error dental de una de estas fallas estructurales, el profesional no puede ser considerado responsable, siempre y cuando no compita por el evento.

Si este es el caso de la indemnización, la acción debe dirigirse contra las agencias públicas municipales, estatales, federales o federales.

3.1.2 Imprudencia

Es una acción precipitada, que pone en riesgo el tratamiento, saltándose ciertas fases del tratamiento, como la colocación de apósito en el canal antes del relleno definitivo, la falta de radiografías de las limas, conos, tratamiento endodóntico, o el aclaramiento gingival adecuado para el moldeo en la prótesis, exponiendo el riesgo de éxito del tratamiento.

En la imprudencia el dentista actúa sin la precaución necesaria caracterizada por la impulso e la precipitación.

Es actuar por el cual el agente, teniendo la posibilidad de predecir la ocurrencia de un evento dañino, no lo hace, causando así la ocurrencia dañina. La previsibilidad de la ocurrencia del evento dañino es característica de esta modalidad culpable. Él sabe que puede hacer daño. Estás prediciendo el resultado, pero estás tratando de seguir adelante.

La imprudencia se distingue de la mala praxis, porque mientras el profesional decide realizar un tratamiento con técnica que no domina, actúa con mala praxis. En la imprudencia, se produce un resbalón, una falta de cuidado, como realizar restauraciones o cirugías sin necesidad.

También actúa de forma temeraria el profesional que quiere realizar el tratamiento de forma rápida o con exceso de fuerza en la extracción dental, provocando fractura de mandíbula.

3.1.3 Mala praxis

El dentista actúa con mala praxis al realizar procedimientos respecto de los cuales no tiene conocimientos suficientes, no domina la técnica o no tiene preparación especializada para realizar el acto. También responde a la mala praxis al manipular equipos erróneamente, causando daños al paciente, debido a su mala praxis en el campo de la técnica.

Se ha cuestionado si un dentista podría ser un experto, con miras a tener un título de educación superior reconocido por el MEC. El profesor José Luiz Gavião de Almeida entiende que principalmente porque el profesional tiene una preparación es que puede ser imperito (información verbal). También hay responsabilidad colectiva.[73]

En el equipo quirúrgico buco-maxilofacial, el cirujano es el jefe del equipo. Tradicionalmente siendo el jefe del equipo, es responsable de los actos cometidos por cualquier miembro de este equipo.

Puede ocurrir en anestesia, donde el profesional debe estar al lado de la cama del paciente. Ocurre en diversas especialidades dentales como: en cirugía, al extraer un elemento dental causar una fractura maxilar; en implantodontia, la lesión del canal neural; en la prótesis, la fabricación de una prótesis total doble o unitaria con la dimensión vertical cambiada a más o menos etc.

Está presente en la situación de emergencia que se produce debido a la existencia de un alto riesgo de vida debido a fallas en las funciones vitales del paciente. Estas situaciones pueden ocurrir en la oficina, en la calle o en otro lugar y el profesional debe estar preparado, preferiblemente teniendo un dispositivo de oxígeno en la oficina, especialmente para casos de muerte debido a la aplicación de anestesia, que puede ocurrir debido al estado de salud del paciente, o debido al estado psicológico, es decir, el miedo al mismo, por lo que no se caracteriza la mala praxis.

La Ley N° 5081 de 24 de agosto de 1966, en su artículo 6, que establece la competencia del dentista, en el punto VIII dispone: "corresponde al dentista prescribir y aplicar medicamentos urgentes en caso de accidentes graves que comprometan la vida y la salud del paciente."

Además del conocimiento de la técnica, el profesional debe tener conocimientos de farmacología y fisiología para comprender los efectos de los medicamentos recetados. Debe

---

[73] Información obtenida en las clases magistrales de Derecho Civil de la UNIP prof. José Luiz Gavião de Almeida, quien observa muy bien que sólo puede ser imexpert que tiene formación profesional.

conocer la dosis, el tiempo entre la ingestión de uno y otro, la vía de administración, ya sea oral o intramuscular, por inyección.

Existe el peligro de combinar remedios, casar efectos colaterales indeseables. Pode daña la salud del paciente e incluso conduce a la muerte. El mayor peligro es si el paciente es alérgico a cualquier medicamento. Por lo tanto, la importancia de la anamnesis inicial, realizada antes de comenzar cualquier tratamiento.

Los programas informáticos actuales resaltan en rojo en la forma de estos pacientes la condición de alérgico y, si la historia clínica tradicional se realiza en papel, debe destacarse.

Los pacientes con problemas cardíacos, hipertensión, diabetes y muchas otras enfermedades requieren cuidados especiales: uso de anestésico especial para pacientes cardíacos; los diabéticos deben ser compensados, etc.

Un síntoma que casi nunca se identifica de antemano y que solo aparece en el momento del tratamiento es el estado psicológico del paciente que puede contribuir al fracaso del tratamiento. Este estado puede como, por ejemplo, en el momento del efecto del anestésico, pasar el efecto más rápido en los pacientes más nerviosos.

Puede ocurrir por sangrado, y debe tener la medicación propia y material para detenerlo, como hasta que llegue al desmayo. Si el caso es muy grave y el uso de oxígeno no es suficiente para concienciar al paciente, el dentista debe tener un servicio de ambulancia de emergencia preparado para llevar al paciente a un hospital.

Este servicio se ofrece a los dentistas del Estado de São Paulo a través de una contribución mensual.

Actuar preventivamente es una forma de evitar la mala praxis. Es un beneficio para el paciente y una tranquilidad para los profesionales.

Para determinar la falta en la mala praxis, el juez debe comparar los procedimientos y cuidados que deberían haberse adoptado en el caso específico con los adoptados por el dentista. Si no se cumplen los criterios, habrás actuado con culpa.

Se tendrá en cuenta cuál sería la actitud adoptada por un profesional prudente en ese caso, en las mismas circunstancias, y existe cierta dificultad para probar la culpabilidad. Hay casos, como en el tratamiento endodóntico preliminar, que se realizan de forma estéril, con todas las precauciones que la ciencia requiere. Luego, en este elemento dental, otro especialista profesional, realiza una prótesis, donde requiere la inclusión de un núcleo dentro del diente.

Debe tenerse en cuenta que un acto descuidado puede contaminar el trabajo realizado por el especialista profesional en canal y comprometer el futuro del elemento dental. En este caso, ¿de quién sería la responsabilidad si el diente volviera a tener problemas de endodoncia? ¿Cómo se prueba la culpabilidad de uno u otro?

Por lo tanto, es necesario tener en el archivo, las radiografías y los demás documentos que demuestren el uso de una buena técnica y, quizás, lo más sensato fue el propio profesional de la endodoncia para preparar la cavidad para la futura colocación del núcleo, es decir, cada especialista trabajando dentro de su campo de actividad.

El tratamiento dental suele realizarse sin la presencia de terceros, salvo que esté presente un asistente, pero tendrá su testimonio también comprometido por la relación laboral con el dentista. Incluso en un equipo de cirugía, sería difícil para algún profesional testificar contra el otro.

Agregue a esto el hecho de que cuando se hace necesario un conocimiento dental, este es realizado por un colega de profesión, que incluso puede estar experimentando la misma dificultad o simplemente querer "proteger a la clase", lo que compromete la imparcialidad. Es por eso que se atribuyó la expresión despectiva "mafia blanca".

Los jueces pueden utilizar otras pruebas cuando es difícil obtenerlas, como en el ejemplo siguiente a la sentencia dictada en el TJRS por Des. Ruy Rosado de Aguiar Júnior juzgando el recurso Nº 589.069.996 de la Sala 5ª:

> Saco las conclusiones del informe sobre cuestiones de carácter jurídico, fuera del ámbito de la experiencia. Lamento que [...] omitiendo responder sobre preguntas realmente relevantes, por aspectos meramente formales en

> la formulación de la pregunta, y respondiendo a otras de manera dogmática, como especialmente ocurrió [...] Debido a las deficiencias de esta evidencia, se determinó la diligencia de las licencias, por lo que el servicio médico, entonces buscado por el autor, envió los datos allí registrados al respecto. Una vez más, como es común, no tuvo éxito en la recopilación de informes esclarecedores; de ahí la necesidad de un intento renovado, igualmente frustrado, [...] Lo que existe, sin embargo, es suficiente para juzgar los méritos de la acción.

En el derecho procesal brasileño, por regla general, la carga de la prueba recae en quienes la reclaman. La prueba siempre dependería del paciente o víctima, que muchas veces es una persona de menos recursos, más sencilla y sin mucho estudio, y puede producirse la inversión de la carga de la prueba, tal y como menciona el Código de Protección al Consumidor.

De ahí la necesidad de que el dentista haga la prescripción de dos maneras y haga que el paciente firme que es consciente de su responsabilidad de tomar los medicamentos en los momentos correctos, como una forma de protegerse contra personas maliciosas, que quieren aprovecharse de la situación para ser reembolsados por un hecho del que fueron responsables.

3.2 Conductos Dolosos

Cuando el agente, voluntaria y conscientemente, practique el acto contrario a las normas legales, queriendo el resultado, o asumiendo el riesgo de producirlo. Ej: el profesional, sabiendo que el paciente es sensible a la penicilina, inocula el producto con el fin de matarlo, está practicando homicidio doloso; en la misma situación es quien, sin conocer el comportamiento reaccionario del paciente, le aplica una inyección de penicilina sin hacer ninguna prueba de sensibilidad previa, asumiendo el riesgo de matar a su paciente y efectivamente lo hace. En la primera hipótesis tenemos la intención directa, en la segunda, la eventual gesta.

3.3 Culpabilidad civil, penal y administrativa

Incluso si los significados de culpa civil y culpabilidad penal presentan distinciones, tales como: la culpabilidad penal se caracteriza por su tipicidad, es decir, la conducta prohibida debe describirse en el derecho penal, que no se requiere de la culpabilidad civil; mientras que la Ley Penal está pagando el castigo, el derecho civil está dirigido a la indemnización; el penal es individual, mientras que el civil puede aplicarse a otras personas.

En el curso de la responsabilidad civil del dentista, es necesario comportarse como propio o sus empleados en el ejercicio de la profesión, asumiendo el deber cuidado y técnica, y debe ser a modo de hecho o culpa y el vínculo causal debe estar presente.

La culpabilidad administrativa se refiere a la determinación y sanción aplicada a los hechos y actos profesionales del dentista, por los Consejos Regionales en los que estaba inscrito en el ritmo del hecho o acto susceptible de sanción. Las sanciones que pueden imponer los Consejos Regionales de Odontología, van desde la censura hasta la exclusión del dentista de la condición.

Los delitos pueden ir desde un simple desacuerdo con el paciente, tratándolo con mala educación, y pueden dar lugar a delitos penales, como el caso de los delitos contra el honor: calumnia, difamación o lesiones, previstos respectivamente en los artículos: 138, 139 y 140 del PC, llegando hasta delitos como omisión de ayuda, lesiones corporales y homicidio.

3.3.1 Omisión de socorro

Cuando el profesional caiga en el delito de omisión de auxilio responderá penalmente por el art. 135 del CP, que dice:

> Dejar de asistir, cuando sea posible, sin riesgo personal, al niño abandonado o perdido, o a la persona inválida o lesionada, a indefensos o en peligro grave e inminente; o no pedir, en tales casos, la ayuda de la autoridad pública.

El profesional puede responder por omisión de ayuda cuando ya no atiende sin motivo justificado, a un paciente afectado por una hemorragia, a una infección postquirúrgica grave, que se desmayará en el consultorio y no le prestará ayuda inmediata; paciente que presenta dolor intenso y no está medicado, etc.

Cada caso será analizado de forma concreta, viendo la participación tanto del dentista como del paciente para el estallido de los hechos.

Si es declarado culpable penalmente, esta sentencia puede ser utilizada por daños civiles; son los efectos civiles de la sentencia penal. El artículo 91, I del CP, dice: "Estos son los efectos de la condena: I – para asegurar la obligación de indemnizar el daño causado por el delito".

En cuanto a los efectos administrativos, el dentista podrá sufrir hasta que se revoque el ejercicio de la profesión, en este último caso, de conformidad con el art. 36, IV del Código de Ética Dental.

Si eres funcionario puedes perder tu cargo o función, como dice el artículo 92, I del CP: "Estos son también los efectos de la condena: I – la pérdida del cargo, servicio civil o mandato electivo."

Esta pena se aplica cuando el profesional es condenado a una pena privativa de libertad de un año o más, en caso de abuso de autoridad y de cuatro años, en los demás casos.

3.3.2 Lesiones Corporales

Los actos realizados por el profesional pueden dar lugar a lesiones de diversas formas, tanto en los tejidos orales como en las estructuras dentales, y el dentista puede estar involucrado en los siguientes artículos del Código Penal:

> Art. 129 – Código Penal: Atentar contra la integridad corporal o la salud de los demás" - Pena: diez (3) meses a un (1) año.
>
> Par. 2º - Si funciona

I - Incapacidad permanente para el trabajo

II - enfermedad incurable

III - pérdida o pérdida de la extremidad, el sentido o la función

IV - deformidad permanente

V - aborto

Pena – prisión de 2 (dos) a 8 (ocho) años.

Par.6º - Si la lesión es culpable:

Pena: detención de 2 (dos) meses a 1 (un) año".

Además de la condena penal seguirán estando sujetos a indemnización civil y administrativa por parte del Consejo Regional de Odontología, como se mencionó anteriormente.

3.3.3 Asesinato

Como se trató anteriormente, el delito culposo se caracteriza por la ausencia de escritura, voluntad de cometer el delito, pero existe la responsabilidad del profesional, pudiendo responder en caso de fallecimiento del paciente. El artículo 18 del CP dice: "Se dice que el delito:[...] II – culpable, cuando el agente dio causa al resultado por imprudencia, negligencia o mala praxis".

Y el art. 121 del Código Penal de Brasileiro dice en su caput: "Matar a alguien: Pena: prisión de 6 (seis) a 20 (veinte) años."

El Par. 4, dice: "En el homicidio involuntario, la pena se incrementa en un tercio si el delito resulta de la inobservancia de la regla de profesión, arte u oficio."

Aunque los dentistas no se mencionan directamente en los artículos del Código Penal, se entiende que al ser profesional, su responsabilidad está implícita en estos artículos (artículos 18, 121, párrafos 3 y 4 y 129, § 6), en casos de mala praxis e imprudencia.

Aquí también puede que tengas que indemnizar civilmente y sufrir sanciones administrativas por parte del Consejo Regional de Odontología, y si eres funcionario, ser destituido o perder tu cargo o función.

3.3.4 Homicidio Doloso

En homicidio simple, el profesional actúa con la intención de causar la muerte al paciente, lo que nos parece más una ficción que una realidad; aun así, estaría en curso en el artículo 121, CP, que dice: "Matar a alguien: Lástima – prisión, de 6(seis) a 20 (veinte) años. "

Podría ocurrir en el caso de inyectar anestésico con penicilina, sabiendo que el paciente era alérgico al medicamento.

Además de las sanciones penales, usted estaría sujeto a indemnizaciones civiles y administrativas a través del Código de Ética, y también, pérdida de cargo o función, si es un funcionario público.

3.4 La relación causal entre la conducta y el resultado anterior

Para la configuración del error dental existe la necesidad de un vínculo causal entre la acción culpable y el resultado, es decir, una relación de causa y efecto. Así que el efecto danoso deverá ser decorrência da ação culposa. A ausência do nexo de causalidade entre a atividade do dentista e o dano decorrente retira a culpa.

Para identificar claramente si el resultado puede atribuirse a una acción dada, no basta con eliminar la acción para verificar si el resultado ocurriría, porque esta es la teoría de la equivalencia de condiciones y es muy amplia.

El daño y la relación causal tienen como consecuencia la responsabilidad civil indemnizatoria, pero toma medidas u omisiones ilícitas. La dificultad suele estar aquí, en la demostración del vínculo causal. Es la discusión más grande en los tribunales.

Entonces, tenemos como elementos: el agente, el acto que es el resultado dañino de un acto ilegal, un resultado no deseado, la culpa profesional, por lo tanto, sin la intención de dañar. El daño real, efectivo y concreto, el nexo causal, cuando se realiza el acto ilegalmente con moderación y sin la debida atención a veces es un accidente, como en ciertas cirugías donde hay riesgos.

Si un paciente determinado falleciera fatalmente, en la forma y en el momento en que falleció, independientemente de la acción u omisión del dentista, no se le puede atribuir ninguna responsabilidad, porque entre el evento de muerte y la acción u omisión del profesional, no hubo relación causal, o mejor dicho, la acción u omisión del facultativo no fue determinante para la causa de la muerte del paciente.

Ahora bien, si por acción u omisión del dentista, el paciente falleció, éste deberá ser considerado responsable en la medida en que el resultado de la muerte del paciente resultara de la acción u omisión del profesional. Es muy difícil que ocurra la muerte de un paciente en tratamiento dental y esto sucede más por shock anafiláctico por anestesia, o en la especialidad del cirujano oral-maxilofacial, donde se utiliza anestesia general y también en los casos en que el profesional trabaja en hospitales, atendiendo a pacientes que son víctimas de traumatismos en accidentes.

Esta relación causal se establece, por regla general, a través de la experiencia. Esto se debe a que el juez carece de conocimientos específicos de áreas ajenas a la derecha. Por esta razón, entre los asistentes del juez se encuentran los peritos: personas que, por sus conocimientos técnicos específicos, elaboran informes (en forma de documentos o informes) que contienen sus opiniones motivadas sobre hechos técnicos.

El nexo causal debe presentar algunas características, como la existencia de un vínculo temporal entre el resultado y el acto, una relación topográfica, de proximidad entre el sitio de la lesión y el de la acción, así como una relación coherente entre el hecho y las posibles lesiones que pueden producirse, de forma continua, demostrando que una es consecuencia de la otra, y un análisis de casos similares que dieron lugar a la misma lesión.

De ahí la gran importancia de los informes periciales que verificarán, en casos concretos, la existencia o no de un vínculo entre la conducta del profesional y el resultado del daño al paciente. Se puede conceptualizar la relación causal como el nexo causal entre el acto culposo realizado por el profesional y la producción del daño.

La profesión de cirujano dentista está rodeada de normas de comportamiento que guían todas las actividades. Este conjunto normativo está compuesto por diversas leyes y decretos, algunos de carácter general, otros de carácter específico.

Entre las normas generales, en el ámbito civil y penal, se encuentran el Código Civil y el Código Penal. Dentro de la norma específica, esencialmente de carácter administrativo y extrajudicial, se encuentran las disposiciones del Consejo Federal y de los Consejos Regionales de Odontología y el Código de Ética Dental (Resolución CFO No. 179, de 19.12.91).

3.5 Carga proba

Como la responsabilidad del dentista es contractual, existe una presunción de su culpabilidad, una prueba justa de su incumplimiento. Sin embargo, como se ha visto anteriormente, existen obligaciones de medio y resultado y responsabilidad subjetiva y objetiva.

Entendemos que el profesional responde subjetivamente con respecto a las obligaciones del entorno y, siendo su responsabilidad subjetiva, es necesario caracterizar su culpabilidad.

La evidencia debe ser proporcionada tanto por él como por el paciente, ya que el juez generalmente recibe evidencia de ambas partes. Si se da el caso de que el profesional no quiera dar la prueba de tratamiento, radiografías y otros medios de prueba, el juez podrá invertir la carga de la prueba a favor del paciente, dejando que el profesional las entregue, o según el caso, si hay pruebas suficientes, el juez podrá considerar ciertos los argumentos del paciente, ante la negativa del profesional.

3.6 Exclusiones de responsabilidad

Son exclusiones de responsabilidad, que impiden la existencia del nexo causal. En cuanto a la exclusión de responsabilidad, en el ámbito contractual, tenemos la cláusula de no indemnizar, por la cual la parte contratante que se comprometería a indemnizarlos por pérdidas futuras, estipula en el contrato, estando de acuerdo con los contratistas, la irresponsabilidad por incumplimiento, no causada por usted, sino por un tercero o fuerza mayor. [74]

Se trata del despido convencional del deber de reparar el daño, y los riesgos se transfieren a la víctima.

Esta cláusula es discutible y no es aceptada pacíficamente en la jurisprudencia brasileña. Muchos creen que se trata de una cláusula nula, como lo es en el ámbito de los derechos de los consumidores (art. 51, I). Cuando el paciente firma con el dentista un tratamiento, en ese momento nace una obligación para las partes, con derechos y deberes para ambas.

---

[74] SILVA, De Plácido y . **Vocabulario jurídico**. Río de Janeiro. Editor Forense, 1998.

Otro ejemplo es la culpabilidad de la víctima, donde desaparece la relación de causa y efecto entre el daño y su causa. También tenemos el caso fortuito, cuando ocurre algo imprevisto superior a la voluntad del hombre y, la fuerza mayor, es decir, cuando si sabe que el hecho sucederá, pero no puede evitarlo.

Otras exclusiones son: el estado de necesidad, donde se justifica el daño causado a la víctima debido a un mal inminente, que, al ver un derecho alcanzado por él, ofende el derecho de los demás. La autodefensa, en la que repeler agresiones injustas, actuales o inminentes, contra ti u otros, pueden utilizar los medios necesarios.

El ejercicio regular de la ley, porque actúa en el ejercicio regular de un derecho reconocido y del hecho de un tercero, entendido como alguien distinto de la víctima y la causa del daño. No pueden relacionarse con el agente causante del daño y, en el caso de autos, es necesario comprobar si el tercero fue el único causante del daño o si el agente también compitió por el daño. La culpa concurrente es una de las exclusiones parciales, en la que la responsabilidad es tanto del dentista como del paciente.

Existe tanto la responsabilidad del profesional en el área dental como del paciente. Para la solución del conflicto, se debe analizar el caso concreto y sus hechos, enmarcando si se trata de una obligación de medio o de resultado.

El dentista es responsable de los daños causados al paciente debido a defectos en el equipo, restringiendo esta responsabilidad si se prueba la ocurrencia del caso fortuito, fuerza mayor, culpa exclusiva de la víctima o cláusula de no indemnizar, teniendo derecho a devolución contra el fabricante del equipo. Como ejemplo, podemos mencionar al paciente que realiza un movimiento brusco cuando do uso da broca de alta rotación pelo profesional, ocasionando heridas en su mucosa bucal.

También será libre de culpa, según el caso concreto, el profesional si el error dental se produce por caso fortuito o fuerza mayor, como en el caso de acabar con la fuerza en la región de la consultoría, colapso, inundación etc.

3.7 El consentimiento consciente

Lo que ha contribuido al crecimiento de las demandas contra los dentistas es la desconfianza, especialmente las quejas sobre la falta de información para dar el consentimiento, es decir, el consentimiento informado.

Ahora hay un problema grave que es la información. En los Estados Unidos, el médico que simplemente no informa, puede ser considerado responsable. Es necesario que exista un vínculo causal entre la falta de información y el daño, y existe un riesgo estadísticamente relevante en ciertos procedimientos que no se advierten al paciente (información verbal).[75]

Incluso utilizando la mejor técnica, la necrosis, que es la muerte tisular, puede ocurrir y tiene como consecuencia, fracaso en la cirugía. El médico era experto, prudente y absolutamente considerado. Y de ninguna manera negligente. Efectivamente causó el daño porque no advirtió al paciente. El paciente podría negarse a someterse a una cirugía.

El problema más común de falta de información ocurre cuando el médico le da al paciente información incorrecta sobre el período de convalecencia y dice que después de la cirugía, en 15 días el paciente vuelve a sus actividades, y pasa un mes o más, y el paciente no se recupera.

Este es un procedimiento erróneo. Hoy en día, en los Estados Unidos, también hay una demanda de información excesiva. Por ejemplo, un médico le dio a un paciente un cuaderno con 13 informes de los riesgos. La mujer no se sometió a cirugía, pero estaba absolutamente en pánico. Estas demandas (información verbal) ya están ocurriendo en Brasil.

---

[75]KFOURI NETO, Miguel. *En*: **SIMPOSIO SOBRE LA RESPONSABILIDAD CIVIL Y PENAL DEL MÉDICO.** Campinas, São Paulo: 2002.

El consentimiento informado no es a menos que se le dé al médico una forma y cuando esta carga documentada se atribuye al médico, esto resultará en su desfavor (información verbal)".

Una mujer que se sometió a un tratamiento dental y luego llega a casa, su esposo no está de acuerdo con el precio o el tratamiento, puede querer cancelar el pago y, si el profesional no prueba por escrito, que el paciente estuvo de acuerdo, puede estar sujeta a una demanda.

El profesional debe presentar el documento. Este consentimiento informado es una relación de diálogo entre paciente y médico y ha sido de gran importancia. En el futuro ocupará el interés de los profesionales de derecho.

4 DAÑOS ESTÉTICOS Y FUNCIONALES

El daño es una lesión a un interés, hecho ilegalmente, y puede dar oportunidad de compensación. Estos son intereses que se ven afectados injustamente. El daño o interés debe ser actual y cierto, no indemnizar, en principio, daños hipotéticos. Puede ser patrimonial o moral. Se materializa con la definición del daño sufrido por la víctima.[76]

Mientras que el daño a la propiedad es la pérdida resultante de la disminución de la propiedad o el deterioro de las cosas materiales, el daño moral afecta los bienes morales como la libertad, el honor, la profesión, la familia.

Según Silvio Venosa,[77] el daño estético es un modo de daño moral. Se puede acumular con daños a la propiedad, como la disminución de la capacidad de trabajo, pero no se acumula con daño moral, bajo pena de bis *in idem*.

---

[76] VENOSA, Ílvio de Salvo. **Derecho Civil: responsabilidad civil**. 3. Ed. São Paulo: Atlas, p. 28, 2003.
[77] *Ibidem*, p. 37

Con respecto al tratamiento estético, esta regla de responsabilidad subjetiva cambia un poco. El paciente no necesita tratamiento ni dolor. Por su vanidad, opta por cambiar el aspecto estético de sus dientes, colocando coronas o carillas de porcelana, o haciendo un blanqueamiento dental, por ejemplo. No es un tratamiento de emergencia.

El objetivo del dentista es satisfacer el cambio esperado del paciente, es decir, la mejora estética de los dientes de su cliente.

Si el tráfico es arriesgado y el profesional no está seguro del resultado, es mejor no lanzarse a esta aventura. Usted tiene el deber de informar al paciente de los riesgos. Los daños dentales pueden causar consecuencias de orden patrimonial o moral, así como daños estéticos.

En caso de cirugía de emergencia, vale la pena correr el riesgo de salvar la vida del paciente. En otros casos, como la cirugía ortognata, para corregir las deficiencias de crecimiento óseo de la mandíbula, ya es un tratamiento estético, y el riesgo debe ser mínimo.

La mayoría de los juristas en Brasil entienden que el resultado de la cirugía estética es medio, pero otros difieren de esta opinión, como en los casos de cirugías restaurativas realizadas por el especialista oral-maxilofacial.

El profesor Luís Andorno, profesor de la Universidad Nacional de Rosario, que se encuentra actualmente en Porto Alegre citó al jurista francés profesor François Chabas, compartiendo su [78]entendimiento, diciendo que segundo Chabas, "[...] según las conclusiones de la ciencia médica de los últimos tiempos, el comportamiento de la piel humana de fundamental importancia en la cirugía plástica es impredecible en muchos casos". Para ellos, por lo tanto, en la cirugía estética, la responsabilidad del médico estaría en el medio.

Esta opinión es compartida por min. Ruy Rosado de Aguiar Jr., quien así lo escribió (RT 718/33):

> El acierto es, sin embargo, con quienes atribuyen al cirujano estético una obligación de medios. Aunque se dice que los cirujanos plásticos prometen

---

[78] CHABAS, François apud KFOURI NETO. **Culpa médica y carga de la prueba.** Ed. RT., págs. 253-254, 2002.

corregir, sin lo cual nadie se sometería, siendo, a una intervención quirúrgica, por lo que asumirían la obligación de lograr el resultado prometido, lo cierto es que la cerveza está presente en toda intervención quirúrgica, e impredecible las reacciones de cada organismo ante la agresión del acto quirúrgico.

Marcelo Oliveira dice que[79] "[...] contrariamente a lo que muchos autores afirman, la obligación del dentista no siempre es un resultado", citando la cirugía oral-maxilofacial y la traumatología como ejemplo de una obligación de medios, cuando luego se aplica la teoría de la responsabilidad subjetiva. También sugiere la reforma del § 4 del Art. 14 del Código de Protección al Consumidor, para "[...] a menos que esté obligado a lograr un determinado resultado y esta promesa es el mueble principal de la elección del profesional por parte del consumidor", como medio para esclarecer las dudas que surjan.

En caso de lesiones corporales, el profesional indemnizará al paciente en los gastos del tratamiento, con el daño emergente y la pérdida de beneficios, hasta el final de su convalecencia, con la deuda actualizada monetariamente.

El art. 949 del CC dice que la causa de la lesión indemnizará los gastos de tratamiento y lucro cesante ofendidos hasta el final de la convalecencia e incluso otras lesiones que el infractor pueda haber sufrido.

También tendrá derecho a la pensión, de acuerdo con el art. 950, CC, si el infractor no puede ejercer su cargo o profesión o se le disminuye su capacidad de trabajo, además de los costos del tratamiento y la pérdida de beneficios hasta el final de la convalecencia.

El único párrafo dice que, si la persona lesionada lo prefiere, puede exigir que la indemnización sea arbitrada y pagada de inmediato. La cantidad a indemnizar será fijada por daños estéticos, teniendo en cuenta varios factores del paciente, tales como: edad, lugar de la lesión, sexo, profesión y todas las formas de daño.

Entre algunas de las complicaciones que pueden ocurrir, tenemos: hemorragias después de la extracción, la presencia de dolor e infecciones en tratamientos de endodoncia, la

---

[79] OLIVEIRA, Marcelo L.L. **Responsabilidad Dental: Belo Horizonte**: Del Rey, p. 83, 2000.

reabsorción de las raíces en ortodoncia, la rotura de limas dentro de los canales, cortes en la mucosa oral, quemaduras por agentes químicos o físicos, etc.

La responsabilidad de la esterilización del material utilizado puede ser cobrada si se demuestra que no fue esterilizado adecuadamente.

4.1 Ortodoncia y ATM

El tratamiento de ortodoncia tiene como objetivo restaurar una posición estética y fisiológica ideal y estable para los dientes, pero para este propósito, puede causar lesiones o disfunciones en la articulación-temporal-mandibular (ATM).

Los conditils a ambos lados de la cara, donde encaja la mandíbula, tienden a adaptarse. Sin embargo, el trauma puede estar ocurriendo sin que el paciente note o presente síntomas como dolor y chasquido al abrir y cerrar la boca.

Estos traumas también pueden ser causados por la ingestión de bocadillos muy grandes, donde el paciente tiene que abrir mucho la boca o el uso continuo de chicles.

Por lo tanto, la repetición en el trauma puede lesionar el ATM que se requiere intervención quirúrgica para corregir las estructuras dañadas.

Las disfunciones de ATM suelen ir seguidas de dolor y puede haber bloqueo de la mandíbula, donde el paciente ya no puede cerrar la boca, como si "la barbilla se hubiera caído".

La mayoría de los movimientos de ortodoncia causan cierta reabsorción radicular. Por ello, el profesional debe estar atento a las nuevas técnicas que utilizan fuerzas más ligeras para controlar y evitar esta reabsorción. La pérdida de la estructura ósea, con el tiempo, puede conducir al ablandamiento de los dientes.

La sonrisa es una verdadera "tarjeta de presentación" para la persona cuando se presenta en un nuevo trabajo o en la relación social. De ahí la preocupación por la corrección ortodóncica.

La reabsorción radicular ocurre más en adultos. La superficie de la raíz tiene una capa más gruesa de cemento y cementoblastos en un pequeño número, además de muchos fibras periodontales adheridas a la raíz, lo que tiene como consecuencia, un mayor anclaje, es decir, resistencia del elemento dental, evitando su movimiento.[80]

Dependiendo del diente, algunos tienen una reabsorción más fácil que otros. Sobre todo, cuando el paciente tiene los dientes muy prolongados, es decir, hacia adelante, hasta el punto de no poder cerrar los labios, y su tracción hacia atrás, puede provocar reabsorción en los incisivos superiores debido al gran movimiento requerido.

Este movimiento puede provocar una reabsorción, sobre todo si se trata de un movimiento intrusivo, es decir, en el alveolo donde se aloja el diente en el hueso.

El adulto, además de presentar una cierta resistencia al movimiento, tiene una menor plasticidad del hueso esponjoso.

La pérdida de parte de la raíz por reabsorción no siempre disminuirá la vida del diente o su capacidad masticatoria. Factores como la falta de higiene personal debido a un cepillado deficiente, causando acumulación de sarro y causando inflamación de las encías y la estructura periodontal, son relevantes para el éxito del tratamiento.

Es necesario separar la responsabilidad del ortodoncista y qué participación puede tener el paciente en caso de fracaso.

El ortodoncista o el dentista general que realiza la ortodoncia tiene la responsabilidad de controlar la reabsorción de los dientes, debe ponerlos en una posición estética y funcional adecuada. Corregir las mordidas cruzadas, presentes cuando los dientes en lugar de encajar, los inferiores dentro de la parte superior, invierten las posiciones, lo cual es una causa de

---

[80] FREITAS, M.R. et al. **Ortodoncia drive-review de la literatura. Consideraciones clínicas y presentación de un caso clínico.** Ortod. V.18, n.2, Jul/Dic. Año 1985.

trauma en la ATM. La línea mediana de los dientes superiores e inferiores debe estar alineada con la cara.

Actuar correctamente, sin utilizar fuerzas excesivas y dentro de la técnica adoptada, a pesar de todos los cuidados, todavía puede, después del final del tratamiento, ya en la fase de contención dental, con el uso de aparatos removibles, se produce recurrencia, es decir, los dientes vuelven a deformarse.

Existe una tendencia a que los dientes vuelvan a su posición original debido a algunos factores como: la calcificación no completa del hueso que rodea la raíz o una memoria neuromuscular que tiende a ejercer una fuerza sobre el diente, haciendo que se mueva.

Esta adaptación también es fisiológica, donde la oclusión de los dientes superiores e inferiores buscan una posición más cómoda para realizar la masticación. El profesional debe ser consciente de todos estos factores para evitar que el diente se recoja.

En esta fase posterior al tratamiento, el paciente tiene un papel primordial. Dependiendo del correcto uso de los dispositivos de contención, generalmente removibles en el maxilar y fijados por parte de los dientes mandibulares, pegados internamente de canino a canino, es que se llegará al éxito de la contención.

El tratamiento tiene como objetivo reposicionar los dientes, nivelándolos y alineándolos. No puede resultar en un posicionamiento más inestable que el que existía antes de que comenzara.

Los cursos de perfeccionamiento y especialización son precisamente para que el dentista califique, no teniendo que soportar gastos en demandas e indemnizaciones.

La verdad es que la preocupación por la estabilidad debe comenzar desde el principio con la planificación de la posición futura de los elementos dentales y la posibilidad de recurrencia. En la anamnesis se debe preguntar si alguien de la familia, por ejemplo, ha utilizado el dispositivo y si se produjo recurrencia después del tratamiento.

Desde hace más de una vez, ya se ha dado en la práctica de consultorios dentales, casos de pacientes que buscaron a los mejores especialistas, y tras finalizar el tratamiento, en la fase de contención, los dientes comenzaron a deformarse nuevamente.

No hay consenso sobre cuánto tiempo se tarda en hacer la restricción, variando mucho con el caso específico.

La ortodoncia reconoce que ciertas extracciones son necesarias para acomodar los dientes restantes al espacio disponible en las arcadas dentales. Sin embargo, los dientes de hoja caduca o la leche no se pueden extraer antes de tiempo para acomodar los dientes permanentes, ya que no habrá espacio para el permanente correspondiente que se está formando debajo del diente extraído.[81]

El tratamiento requiere conocimientos teóricos y aparatos de buena calidad. Cuanto antes pueda comenzar a intervenir en problemas de ortodoncia, mejor para el pronóstico.

Muchos médicos generales no diagnostican problemas graves de oclusión como: mordida cruzada o falta de desarrollo óseo de la mandíbula o la mandíbula. Es necesario comenzar la intervención en problemas ortopédicos (crecimiento y posicionamiento de las mandíbulas), lo antes posible.

Existe una controversia sobre si el médico general podría actuar colocando aparatos de ortodoncia o no. El Consejo Federal de Odontología (CFO) reafirmó que el médico geral puede realizar el tratamiento, según la resolución 185/93. Por otro lado, algunos juristas entienden que no, que solo el especialista podría actuar.

El profesional puede ser considerado responsable de las fallas en todos los elementos mencionados anteriormente.

4.2 Implantodontia

---

[81]Lutz, Adolpho Gualter. **Errores y accidentes en odontología**. Ed. Est. De Artes Gráficas. Junior C.Mendes. Río de Janeiro, p.206, 1938.

En las diversas técnicas utilizadas, después de la cirugía para colocar el implante, debe estar un tiempo en su lugar sin ejercer fuerzas sobre él, de modo que se produzca la osteointegración, es decir, la unión del implante con el hueso.

Después de este período, la prótesis se colocará en el implante, con el fin de restaurar la función masticatoria.

Muchas personas buscan recuperar los dientes perdidos a través de los implantes, restaurando la estética y la función masticatoria que se ha ido perdiendo con el paso de los años. En el pasado hubo una política extractiva, formando un país sin dientes.

Buccelli[82] et al., realizaron un trabajo basado en extracciones de implantes motivadas por problemas de carácter clínico y por determinación experta. Concluyeron que la causa más frecuente de error legalmente relevante en esta especialidad sería no mostrar al paciente casos de contraindicación.

Os materiais utilizados nos implantes atualmente quase não apresentam rejeição, tendo sucesso em cerca de 90%, pois o titânio é um material atóxico.

O que causa o insucesso com consequente possibilidade de indenização é a colocação dos implantes intraósseos em ângulos que causem futuro excesso de força aplicada pela mastigação, causando reabsorção óssea, por exemplo.

Pode ter insucesso também por falta de higiene na fase de cicatrização ou má aplicação da técnica recomendada, pois existem várias técnicas para os diferentes tipos de implantes, nacionais ou importados.

Há a possibilidade também de surgirem abscessos e exposição dos implantes às bactérias presentes na cavidade oral e na saliva, levando à perda do implante. Geralmente

---

[82]BUCELLI, C. et al. *Su alcuni casi di rimozioni obbligata di implantoprotesi. Riflessioni clinique y dimplicazioni médico-legali.* Min. Stom. V.38, n.9, págs. 105-109, 1988. *En*: FRANCIA, Beatriz Helena Sottile. **Responsabilidad Civil y Penal del Dentista.** 1993.Tesis. (Maestría en Odontología Legal y Deontología) - Universidad Estatal de Campinas, Piracicaba, p. 42.

quando isso ocorre, pode-se retirá-lo e após um tempo de cicatrização, realizar outro implante no mesmo lugar.

Aqui também, existindo falhas neste processo da cirurgia até a cicatrização, o profissional poderá ser responsabilizado.

4.3 Prótesis dental

René[83] et al. , realizó una encuesta en *los registros de la Junta de Responsabilidad Médica y la Junta Nacional de Salud y Bienestar sobre* las quejas de tratamientos protésicos inadecuados en Suecia e identificó que los errores más frecuentes eran: oclusión o dimensión vertical; coronas perdidas o retenidas; errores de extensión; dolor, inflamación; errores de retención y adaptación; errores estéticos.Existe una controversia sobre si el médico general podría actuar colocando aparatos de ortodoncia o no. El Consejo Federal de Odontología (CFO) reafirmó que el médico general puede realizar el tratamiento, según la resolución 185/93. Por otro lado, algunos juristas entienden que no, que solo el especialista podría actuar.

El profesional puede ser considerado responsable de las fallas en todos los elementos mencionados anteriormente.

4.2 Implantodontia

En las diversas técnicas utilizadas, después de la cirugía para colocar el implante, debe estar un tiempo en su lugar sin ejercer fuerzas sobre él, de modo que se produzca la osteointegración, es decir, la unión del implante con el hueso.

---

[83]RENÉ, N.;O WALL, B. En: FRANCIA, Beatriz Helena Sottile. **Responsabilidad Civil y Penal del Dentista,** 1993 Tesis (Maestría en Odontología Jurídica y Deontología) - Universidad Estatal de Campinas, Piracicaba, p. 51.

Después de este período, la prótesis se colocará en el implante, con el fin de restaurar la función masticatoria.

Muchas personas buscan recuperar los dientes perdidos a través de los implantes, restaurando la estética y la función masticatoria que se ha ido perdiendo con el paso de los años. En el pasado hubo una política extractiva, formando un país sin dientes.

Buccelli[84] et al., realizaron un trabajo basado en extracciones de implantes motivadas por problemas de carácter clínico y por determinación experta. Concluyeron que la causa más frecuente de error legalmente relevante en esta especialidad sería no mostrar al paciente casos de contraindicación.

La prótesis dental puede ser fija o móvil, en todo o en parte. El llamado puente fijo de porcelana o metal-plástico depende, para lograr el éxito, de la correcta preparación en las diversas fases, que van desde la elección de la bandeja adecuada, el aclaramiento gingival, el moldeo, la correcta preparación del núcleo o diente y la calidad del material, evitando distorsiones.

Su correcta adaptación siguiendo los patrones y curvas de Spee y Monson influirá en su éxito, no sobrecargando los puntos de fuerza de su estructura, ya que puede no ocurrir con el uso continuo y la fuerza de la masticación.

En el caso de un puente móvil, además de estas observaciones, existe la posibilidad de causar daños a elementos dentales adyacentes si los ganchos están mal hechos o generan inestabilidad, si la oclusión de los elementos dentales no es correcta, y puede causar dolor en TMD o incluso fractura del puente móvil.

En la prótesis total, a. dentadura postiza, se debe respetar la dimensión vertical y la fuerza muscular de los músculos faciales, y se debe hacer en un tamaño que no cause lesiones.

---

[84]BUCELLI, C. et al. *Su alcuni casi di rimozioni obbliogata di implantoprotesi. Riflessioni clinique y dimplicazioni médico-legali.* Min. Stom. V.38, n.9, págs. 105-109, 1988. *En*: FRANCIA, Beatriz Helena Sottile. **Responsabilidad Civil y Penal del Dentista.** 1993.Tesis. (Maestría en Odontología Legal y Deontología) - Universidad Estatal de Campinas, Piracicaba, p. 42.

en las encías, o si los puntos de tensión no están desgastados, incluso heridas muy dolorosas, lo que provocará una gran constricción al paciente.

Michelis[85] realizó una evaluación de las lesiones dentales en la responsabilidad civil, revelando la importancia del coeficiente de antagonismo, sobre la posibilidad de los límites de la reintegración protésica y la necesidad de renovación de la prótesis.

Una prótesis mal adaptada puede provocar lesiones en el periodonto, en las estructuras que se encuentran alrededor del diente, debido a la sobrecarga de fuerzas procedentes de la masticación.[86]

Es de suma importancia que la prótesis respete la dimensión vertical, cumpliendo su función en la masticación y no cause problemas en TMC.

Puede haber pérdidas de uno o más pilares de puente fijo o desmontables. Se debe tener cuidado para que los elementos de prótesis como las coronas no sean aspirados por el paciente, e incluso puedan terminar en los pulmones, requiriendo una futura cirugía para su extracción.

Las indicaciones de tratamientos innecesarios e inadecuados caracterizan la culpa, y también la falta de adaptación de la prótesis en los arcos dentales.

Algunos profesionales con el fin de preservar el elemento dental no retiran la pulpa para la preparación de la prótesis, lo que puede causar pulpitis posterior, con la consiguiente necesidad de tratamiento de endodoncia, después de retirar la prótesis sobre ella. Solo los seguidores extremos de la conservación de la pulpa todavía insisten en evitar el tratamiento endodóntico.[87]

En el caso de la pérdida de la prótesis, el profesional tendrá que asumir los gastos de una nueva prótesis, teniendo derecho a cobrar por el tratamiento de endodoncia.

---

[85]MICHELIS, B. En: FRANCIA, Beatriz Helena Sottile. **Responsabilidad Civil y Penal del Dentista,** 1993. Tesis (Maestría en Odontología Jurídica y Deontología) - Universidad Estatal de Campinas. Piracicaba, p. 16.
[86]GIBILISCO, J.A. Procesos de reabsorción. En: FRANCIA, Beatriz Helena Sottile. **Responsabilidad Civil y Penal del Dentista,** 1993. Tesis (Maestría en Odontología Jurídica y Deontología) - Universidad Estatal de Campinas. Piracicaba, p. 31.
[87]Lutz, Adolpho Gualter. **Errores y accidentes en odontología**. Ed. Est. De Artes Gráficas. Junior C.Mendes. Río de Janeiro, 1938, p. 178.

Otra hipótesis es que el profesional ha hecho el tratamiento de endodoncia y colocado la prótesis, y luego el paciente regresa con síntomas de infección. Puede haber dos interpretaciones: o el tratamiento fue incorrecto o la infección latente aumentó debido al nuevo esfuerzo causado por el uso de la prótesis sobre el elemento dental.[88]

A la primera posibilidad el dolor aparece casi de inmediato e indica la necesidad de reanudar el tratamiento de los canales. Esta sensibilidad también puede ser causada por un traumatismo en la raíz del diente debido a una prótesis muy alta. El profesional puede ser considerado responsable si deja de actuar.

En la segunda posibilidad la aparición de dolor no compromete al profesional, siempre y cuando la infección sea difícil de diagnosticar, pero si no realiza un diagnóstico y tratamiento correctos, será responsable.

Con respecto a los puentes fijos, el dentista debe conocer los detalles clínicos y la preparación del material. En la parte clínica, debe observar: la indicación o no para la preparación de la misma, la preparación y colocación. La regla general es que para cada soporte o cimentación del puente fijo, solo se colocan dos elementos sin soporte, y una cierta libertad es apropiada para el profesional en este análisis, así como su responsabilidad en caso de falla. Generalmente no está indicado aplicar puentes de paso no soportados desde los incisivos hasta los molares.[89]

Debe ser cuidar el estado de las raíces que sirven de base, como la necesidad de tratamiento de endodoncia y si se agitan, cuál sería la razón de la contraindicación de la fabricación de la prótesis fija.

En el caso de que poco después de la colocación de un puente, uno de sus elementos se caiga, no es prueba de mala praxis, solo para reparar el defecto. Varias pueden ser las causas. Primero, si las raíces sobre las que descansa, son sacudidas o destruidas.[90]

---

[88]Lutz, Adolpho Gualter. **Errores y accidentes en odontología**. Ed. Est. De Arts Graph.. Junior C.Mendes. Río de Janeiro, p.179,1938.
[89] *Ibidem,* p. 183-184
[90]Lutz, Adolpho Gualter. **Errores y accidentes en odontología**. Ed. Est. De Arts Graph.. Junior C.Mendes. Río de Janeiro, p. 185, 1938.

En segundo lugar, se debe analizar la calidad del cemento dental utilizado, si se ha colocado suficiente material o la presencia de burbujas de aire y, finalmente, las imperfecciones del propio puente.

El puente debe ser perfectamente adaptable, o puede caer por infiltración de sustancias orales o residuos alimentarios, o si entró forzado. La colocación de un puente que no se adapta perfectamente, sin esfuerzo y sin juego a los elementos dentales del arco, constituye una mala praxis.

Cuando un puente o unidad de prótesis (coronas) cae, si no hay lesiones de tejidos de la boca o fraude, la reparación o sustitución de los mismos y la sustitución, nos parece suficiente.

Puede ser que el paciente invoque el daño sufrido por la falta de la prótesis, especialmente cuando es evidente. El daño a la masticación es difícil de demostrar y generalmente será de bajo valor.[91]

Se deben especificar los tipos de metales utilizados en prótesis fijas y removibles y en caso de rotura por mala calidad del material, se debe analizar si fue el material elegido por el paciente y si se dieron las pautas y opciones de elección.

El paciente debe ser consciente de que sus elementos dentales tendrán que ser usados, a menudo, para la colocación de las prótesis sobre ellos, al hacer prótesis fijas.

En cuanto a las dentaduras postizas totales removibles o dentaduras postizas, no se pueden tener raíces extrayendo debajo de la prótesis. Los pacientes deben ser conscientes de la probabilidad de que no sean firmes en los arcos superiores o inferiores, debido a factores como: reabsorción ósea, flacidez del tejido gingival, presencia de tuberosidades y otras deformaciones óseas.

Los implantes fueron inventados precisamente por la insatisfacción de los pacientes con las prótesis totales. No se puede esperar que una prótesis total cumpla con todos los requisitos esperados de cuando el paciente tenía sus dientes naturales. Muchas personas

---

[91] *Ibidem*, p. 186.

esperan que las prótesis les devuelven el tiempo que ha tardado, como una sonrisa perfecta, una apariencia más joven.

El hecho es que la falta de retención de prótesis totales por sí sola no demuestra la mala praxis del dentista, sino que debe tenerse en cuenta toda la anatomía oral existente. El profesional no puede prometer su retención, si está claro que esto no se puede lograr con el estado de reabsorción ósea cuando está presente.

La colocación de la dentadura postiza generalmente trae decepción al paciente. Cuando se coloca justo después de las extracciones, todavía tienen la desventaja de que, con la reabsorción alveolar, la adaptación ya no es uniforme. La molestia es a menudo también de orden psíquico y no sólo material.

4.4 Endodoncia

El tratamiento de endodoncia ocurre cuando la afectación dental ha llegado al extremo. La destrucción del tejido dental incluso compromete el nervio que está dentro o fue afectado debido a un traumatismo, un golpe, por ejemplo.

Muchas son las causas de los trastornos de la pulpa. Pueden verse afectados por traumatismos, abrasión, depósitos de calcáreo dentro de la cámara pulpar, empastes que actúan sobre ellos, correcciones de ortodoncia, químicos y metabolismo microbiano, agentes térmicos, eléctricos, parásitos. También pueden provenir de perecer o ser una consecuencia de una enfermedad general.

A veces no es fácil averiguar de qué diente se origina el dolor. Debe identificarse a través de pruebas de sensibilidad, como pruebas térmicas y radiológicas, para no tratar una pulpitis como si fuera una caries profunda.

Al decir que se hizo el canal, se dice que el nervio se eliminó del interior del diente, o se hizo la limpieza de los restos nerviosos que se deterioraron.

Solo después de quitar todo el material, desinfectar y esperar el efecto del remedio colocado en el interior es que el canal se llenará con el material del obturador. El tratamiento debe realizarse con aislamiento absoluto y asépticamente, evitando la contaminación del canal.

Por lo general, el canal está lleno de gutapercha. El interior del canal no puede estar vacío, pero sería un lugar perfecto para la proliferación de bacterias, provocando la formación de infección y absceso.

Ingle[92] determinó, a través de un trabajo para evaluar los tratamientos de endodoncia, qué porcentaje de éxito de estos tratamientos. Relacionando las causas de los fracasos de los tratamientos de endodoncia, mostró que el 58% de ellos se deben al llenado incompleto de los conductos radiculares.

La endodoncia se ocupa del límite del éxito. Existen tratamientos de endodoncia que tienen un 99% de perspectivas de éxito, pero otros hasta un 40%, incluso en manos de profesionales especialistas (información verbal)..[93]

El éxito del tratamiento depende mucho de la colaboración del paciente también, tanto tomando los medicamentos en los momentos como en el aspecto psicológico, porque el El tratamiento de endodoncia, cuando se presenta, está involucrado en mucho dolor y el paciente ya está emocionalmente debilitado.

En algunos casos no se pueden salvar las estructuras dentales muy dañadas, pero no así se puede pensar en una compensación, porque el diente dañado sería como un paciente en una Unidad de Cuidados Intensivos (UCI), donde el médico intenta salvarlo, pero, aunque no lo haga, merece la pena intentarlo, y si incluso usar toda la técnica correctamente no es posible, no se puede culpar al profesional que hizo todo lo posible para salvar el elemento dental.

---

[92] INGLE, Juan I. En: FRANCIA, Beatriz Helena Sottile. **Responsabilidad Civil y Penal del Dentista,** 1993. Tesis (Maestría en Odontología Jurídica y Deontología) - Universidad Estatal de Campinas, Piracicaba, p. 18.
[93] Datos obtenidos en el Curso de Perfeccionamiento de Endodoncia de la Asociación de Dentistas de Campinas en el segundo semestre de 2002.

Cohen & Schwartz[94] realizó investigaciones relacionadas con la especialidad de endodoncia y, *según el periódico, The Dentist's Company of California,* discutieron las causas más comunes de errores, que son: diagnóstico erróneo o fallas diagnósticas; falta de uso de la presa de goma; instrumentos rotos; perforaciones de la raíz; falta de información para la atención; falta de instrucciones postoperatorias; falta de atención de emergencia.

También pueden ocurrir infecciones graves durante el riego de los canales y aspiraciones de instrumentos por parte del paciente, si la presa de goma no está presente.

Silva y Calvielli,[95] según estudios realizados, los investigadores de odontología no se molestaron en presentar investigaciones científicas destinadas a demostrar, a efectos legales, la imprevisibilidad de las respuestas biológicas a ciertos tratamientos, incluidos los tratamientos de endodoncia.

Los autores discuten lo que sería el éxito y el fracaso en la endodoncia a través de la opinión del experto, exponiendo que la afirmación del éxito o el fracaso a menudo no tienen la connotación legal que se le podría dar.

Paiva y Antoniazzi[96] observaron que, aunque el resultado de la terapia endodóntica se evalúa mediante radiografías, este criterio no es universal, porque las imágenes radiográficas son solo sugestivas. El criterio radiográfico debe ser adicional al criterio clínico.

Weine, citado por Paiva y Antoniazzi, recuerda que la restauración inadecuada es un factor de fracaso mucho mayor que los habituales tratamientos endodónticos, demostrando que al ser correcto el tratamiento endodóntico, se pueden perder elementos dentales.

Actúa con culpa el dentista, también cuando, en la preparación de un canal provoca trepanación radicular, tanto por la falta de técnica como por la mala interpretación

---

[94]COHEN, S.; SCHWARTZ, *En*: FRANCIA, Beatriz Helena Sottile. **Responsabilidad Civil y Penal del Dentista,** 1993. Tesis (Maestría en Odontología Jurídica y Deontología) - Universidad Estatal de Campinas, Piracicaba, p.34.

[95]SILVA, Moacyr da; CALVIELLI, Ida, T.P. Aspectos éticos y legales de la odontología. *En*: FRANCIA, Beatriz Helena Sottile. **Responsabilidad Civil y Penal del Dentista,** 1993. Tesis (Maestría en Odontología Jurídica y Deontología) - Universidad Estadual de Campinas, Piracicaba, p. 40.

[96]PAIVA, J.G.; Antoniazzi, J.H. **Endodoncia: Bases para la práctica clínica.** São Paulo: Artes Médicas. cap. 28, p. 24, 1988.

radiográfica. Al romper el instrumento de lectura dentro del conducto radicular, por uso excesivo u otra razón.

La falta de observación del aislamiento también puede causar la aspiración de archivos de endodoncia por parte del paciente. El instrumento puede ir a las vías respiratorias durante la inspiración o terminar en el estómago. En estos casos, el profesional será responsable de los daños.

4.5 Estética y restauradora dental

La odontología es la especialización de la odontología que se encarga del tratamiento más frecuente en los consultorios dentales, es decir, las restauraciones, conocidas como "empastes".

A cárie é uma das lesões mais comuns e a falta de seu diagnóstico é um dos erros mais grosseiros. Nos casos de cáries extensas pode ser necessária confecção de uma coroa ao invés restauración. Si el profesional indica la preparación y el paciente resuelve hacer la restauración, no se hace responsable en caso de caída.

La ciencia dental ha evolucionado mucho y se han descubierto muchos materiales para recuperar el diente dañado de la manera más eficiente, funcional y estéticamente hablando.

Las antiguas restauraciones de amalgama de plata tenían mercurio en su composición, lo que podría causar contaminación en el cuerpo del paciente, ya que el mercurio se acumula en el cuerpo y no se elimina. Hay casos de alergia al mercurio y puede llevar a la muerte. Actualmente, se utilizan materiales a base de resinas con coloración similar a la de un diente y buena resistencia.

Se buscan dentistas para cambiar las restauraciones antiguas y salir con una sonrisa casi original, donde es tan estética que apenas se nota la presencia de restauraciones. Es posible hacer caracterizaciones, como en pacientes fumadores, donde el color es más oscuro y presenta ciertas manchas.

El dentista puede ser acusado por no haber imitado la estética natural. A menudo, el paciente regresa a la oficina y el profesional rehace el servicio, si es posible.

El daño estético puede ser evaluado en odontología a través de la pericia, teniendo en cuenta los aspectos estéticos, fonéticos y masticatorios del elemento dental deteriorado, como puede ser sintetizado por la tabla ofrecida por Genival Veloso de France,[97] ya que sintetiza, de una manera muy clara, los elementos formativos del daño estético / moral:

Valor estético, fonético y masticatorio de los dientes[98]

Valor estético, fonético y masticatorio de los dientes[99]

Parte dental	Valor estético	Valor fonético	Valor masticatorio
Incisivo central	100	100	40
Incisivo lateral	90	90	40
Canino	80	80	70
1er premolar	70	50	60
2° premolar	60	40	70
1er molar	50	--	100

---

[97]FRANCIA, G.V.de. **Medicina Legal.** 6ª ed. Ed. Guanabara Koogan, Río de Janeiro, p. 141, 2001.
[98]ARBENZ, G.O. *apud* FRANCIA, G.V.de. **Medicina Legal.** 6ª ed. Ed. Guanabara Koogan, Río de Janeiro, p. 141, 2001.
[99]ARBENZ, G.O. *apud* FRANCIA, G.V.de. **Medicina Legal.** 6ª ed. Ed. Guanabara Koogan, Río de Janeiro, p. 141, 2001.

2º molar	40	--	90
3er molar	--	--	--

Esta tabla muestra que el tercer molar no tiene mucho valor estético, fonético o masticatorio, pero tendría un alto valor protésico, en caso de que se pueda realizar una prótesis para reemplazar los dientes faltantes.

Así, Álvaro Dória,[100] para el 100% de la función estética, propone los siguientes valores para un semiarco (representando solo el 25% del total de la arcada dental):

Parte dental	Porcentaje estético
Incisivo central	6 %
Incisivo lateral	6 %
Canino	6 %
1er premolar	5 %
2º pré-molar	2 %
1er molar	0 %
2º molar	0 %
3er molar	0 %

---

[100] DÓRIA, Álvaro *en* ARBENZ, G.O. *APUD* FRANCIA, G.V.de. **Medicina Legal.** 6ª ed. Ed. Guanabara Koogan, Río de Janeiro, p. 141, 2001.

Hentze,[101] para os 100% da integridade da função mastigatória de cada dente, estabelece os seguintes percentuais para um semiarco (que representa apenas 25 % do total da arcada dentária, o total sendo 25 % X 4 = 100 %):

Parte dental	% masticatorio funcional
Incisivo central	1 %
Incisivo lateral	1 %
Canino	2 %
1er premolar	3 %
2º pré-molar	3 %
1er molar	5 %
2º molar	5 %
3er molar	5 %

En cuanto a la función fonética, se evalúa un porcentaje de pérdida en cada parte dental en el índices para un semiarco (que representa solo el 25% del total del arco dental):

Peça dentária	Perda fonética
Incisivo central	8 %
Incisivo lateral	8 %
Canino	6 %

---

[101] HENTZE In ARBENZ apud FRANÇA, G.V.de. **Medicina Legal.** 6ª ed. Ed. Guanabara Koogan, Rio de Janeiro, p. 141, 2001.

1er premolar	2 %
2º pré-molar	1 %
1er molar	0 %
2º molar	0 %
3er molar	0 %

Además de los aspectos tratados, también se puede considerar la disminución de la función dental en la masticación, por la no oclusión con el diente antagonista, llamado coeficiente de antagonismo, alcanzando el coeficiente del 50% del diente faltante.

En la práctica, lo que sucede es que los expertos, al responder a los requerimientos de debilidad dental y pérdida funcional, se preocupan más por los índices masticatorios.

El principio de que solo los dientes anteriores es que tienen más valor no es real hoy en día, debido a las diversas técnicas de rehabilitación existentes.

Incluso el tercer molar, como decíamos, tiene ahora su valor, porque son esenciales para la fabricación de prótesis, funcionando como pilares.

Los dientes de hoja caduca o "leche" deben restaurarse y preservarse, funcionando como una guía para la erupción dental permanente y su pérdida prematura puede conducir al cierre del espacio requerido para que el diente permanente entre en erupción.

Así, llegamos a la conclusión de que la mera falta de contacto oclusal de los dientes puede comprometer la salud de los dientes, llevando a su pérdida en el futuro, reiterando que la odontología es una profesión de detalles y, el profesional que no presta atención, puede ser considerado responsable.

4.6 Cirugía Oral maxilofacial

La especialidad buco maxilofacial está muy cerca de Medicina. El cirujano debe tener un conocimiento profundo de varios temas contenidos en la capacitación del médico.

Actúa en pronto-socorros, UCI, atendiendo a las víctimas de accidentes politraumatizados, en lo que respecta a las estructuras faciales y orales.

Se producen muchas fracturas de mandíbula y mandíbula, requiriendo contención con pasadores metálicos y amarres con alambres de acero inoxidable, para reducir la fractura y el paciente tendrá que permanecer en esta situación durante meses, hasta que se produzca la solidificación del hueso, alimentándose casi siempre a través de un canudo.

También actúa en cirugías restaurativas, cuando es necesario reposicionar el maxilar o mandíbula que es muy sobresaliente o retraído, trabajando junto con el ortodoncista, determinando la nueva posición en la que se deben colocar las mandíbulas.

Los fundamentos jurídicos de esta acción se encuentran en el Código de Ética Dental, capítulo IX, "Odontología Hospitalaria", insertado en la resolución CFO - 179/91 de 19-12-91, que establece:

> Artículo 16: es responsabilidad del dentista hospitalizar y asistir a los pacientes en hospitales públicos y privados, con y sin carácter filantrópico, respetando los estándares técnico-administrativos de las instituciones.
>
> Artículo 17: Las actividades odontológicas realizadas en el hospital cumplirán con las normas del Consejo Federal.
>
> Artículo 18: constituye una infracción ética, incluso en un entorno hospitalario, realizar una intervención quirúrgica fuera del ámbito de la odontología

El artículo 41 de la Resolución N° 185 del 26 de abril de 1996 del Consejo Federal de Odontología define la especialidad:

> Artículo 41. La Cirugía Oral-Maxilofacial y Traumatología es la especialidad que tiene como objetivo el diagnóstico y tratamiento quirúrgico

y adyuvante de enfermedades, traumatismos, lesiones y anomalías congénitas adquiridas del aparato masticatorio y de los accesorios, y de las estructuras craneofaciales asociadas.

Existe una duda en cuanto al campo de actuación de especialistas y médicos, pues existe una especialidad médica titulada Cirugía Craneofacial, además de los cirujanos plásticos que comenzaron a invadir el área de la cirugía oral-maxilofacial.

La Resolución 185/93, que se encuentra en el Anexo C, contiene en su totalidad los artículos que establecen la participación de los médicos que trabajan en conjunto con el especialista oral-maxilofacial y en las artes. 43 a 49, establecer los límites de actuación y los ámbitos de cooperación entre estos profesionales.

Como mencioné anteriormente, el cirujano oral-maxilofacial tiene una obligación mezquina, porque se compromete a utilizar toda su experiencia y técnica para tratar de salvar las estructuras faciales del paciente, pero no estando obligado con el resultado.

Así como las cirugías plásticas no son obligaciones de resultado, como es conocido por la clase médico-científica, pero si las técnicas no se utilizan correctamente y se produce algún problema, el profesional también puede ser considerado responsable de los daños estéticos y morales.

Los estudios demuestran que la piel puede reaccionar de diversas maneras, dependiendo de cada individuo, consiguiendo a menudo, con cicatrices más o menos gruesas y rojizas, dejando un aspecto antiestético en la fase de curación (información verbal).[102]

El cirujano puede ser considerado responsable del daño estético si actúa con imprudencia, negligencia y mala praxis al cuidar al paciente, y responderá por el daño causado si se demuestra su error.

---

[102] KFOURI NETO, Miguel. En : **SIMPOSIO SOBRE LA RESPONSABILIDAD CIVIL Y PENAL DEL MÉDICO.** Campinas, São Paulo: 2002.

En caso de extracciones innecesarias de dientes, incluso con el consentimiento del paciente y por escrito, el dentista estará cometiendo una falta grave desde un punto de vista legal y moral.[103]

Actúa con culpa también cuando causa fractura y luxación mandibular al extraer un diente retenido o impactado. Se debe prestar atención después de la cirugía, observando la aparición de abscesos y otras enfermedades degenerativas.

Las extracciones dentales, aunque no requieren mucho tiempo, son un acto irreversible y carece del consentimiento del paciente y de una indicación que justifique dicho procedimiento.[104]

La extracción de un diente sin el consentimiento del paciente puede caracterizar una lesión corporal criminal y civil. También se excluye la posibilidad de extracción de un diente, y la abstención del profesional puede provocar el aumento y propagación de una infección, requiriendo posteriormente una intervención quirúrgica de mayores proporciones.[105]

Lo mejor es obtener el consentimiento por escrito y realizarse exámenes radiográficos antes del procedimiento, evitando extracciones de dientes equivocados y errores diagnósticos. Hay casos de molares con cementos soldando las raíces de uno con los vecinos, y al extraerlo se produce dejando dos dientes, en lugar de uno.[106]

Hay pacientes que por dolor prefieren que la extracción sea sometida a un tratamiento conservador, como es el tratamiento de endodoncia, donde en casos de pulpitis, requiere varias sesiones de tratamiento y gastos monetarios, y muchas veces, con resultado inseguro. El dentista que atiende el testamento del paciente, en estos casos, no justificaría un procedimiento penal o civil.[107]

---

[103]**Código de Ética Dental**, art. 3, I . Resolución CFO 179/91 de 19/1/91. **Consejo Federal de Odontología**, Río de Janeiro.

[104]Lutz, Adolpho Gualter. **Errores y accidentes en odontología**. Ed. Est. De Artes Gráficas. Junior C.Mendes. Río de Janeiro, p.82, 1938.
[105] *Ibidem*, p.85.
[106] *Ibidem*, p.88.
[107] *Ibidem*, p.91.

Las extracciones están contraindicadas en pacientes hemofílicos debido a la probabilidad de una hemorragia. Las hemorragias profusas también ocurren debido a la ruptura de la arteria dental inferior y la extracción de un diente unido a un angioma.[108]

Un diente que se escapa de las pinzas o una palanca dirigida hacia la faringe puede causar la deglución del diente extraído, lo que puede causar el cierre del globo o incluso ir a los pulmones.[109]

La fuerza excesiva puede causar traumatismo alveolar y si se resbala, puede lesionar la lengua, las mejillas, el paladar o el piso de la boca. Se producen fracturas de la mandíbula o maxilar, que requieren sujeción quirúrgica posterior, lo que requiere varios meses de tratamiento.[110]

La extracción puede causar daño a los nervios, como el alveolar inferior, ubicado cerca del tercer molar inferior, y puede causar parálisis facial después del procedimiento.

Una infección dental puede progresar a una flema y a una osteomielitis, que al invadir el tejido óseo, puede causar su mortificación, y puede originarse a partir de una extracción incompleta, cuando se realiza una extracción dental incluida en la región de una osteomielitis existente o cuando la cavidad resultante de una extracción se infecta y propaga la infección a extensiones óseas más grandes, lo que demuestra la gran responsabilidad del profesional a la hora de realizar una extracción que aparentemente es fácil.[111]

El dentista no debe dejarse coaccionar para extraer un diente, simplemente guiado por la indicación del paciente, ya que su dolor puede originarse en otros procesos infecciosos que causan esa sensibilidad y al extraer el diente, se sorprenderá de que el dolor continúe.

4.7 Periodoncia

---

[108] *Ibidem*, 101.
[109] *Ibidem*, p. 104.
[110] Lutz, Adolpho Gualter. **Errores y accidentes en odontología**. Ed. Est. De Artes Gráficas. Junior C.Mendes. Río de Janeiro, p.110, 1938.
[111] *Ibidem*, p.131.

Esta especialidad se ha extendido en los países más implicados, donde, a pesar de no realizar extracciones dentales innecesarias, debido sólo a la presencia de caries y utilizar todos los recursos disponibles para salvar los dientes, existe el problema de la presencia de enfermedades periodontales.

Estas enfermedades están relacionadas con diversos factores como el estrés, el cepillado dental deficiente, la edad avanzada y otros factores.

Como toda especialidad dental, la periodoncia tiene sus técnicas y normas científicas en la lucha contra las lesiones que se localizan en el periodonto, es decir, en el espacio que se encuentra en el límite entre el diente y las encías.

En las cirugías para la reparación del tejido gingival que ha sido sometido a reabsorción, por ejemplo, existe toda una técnica y cuidado para cortar el colgajo que se utilizará para cubrir el elemento dental.

En el tratamiento de infecciones, se debe tener el conocimiento y dominio de los medicamentos para lograr su curación, junto con la limpieza de sarros y otros materiales orgánicos que se depositan en el periodo.

En ocasiones el paciente presenta todos los elementos dentales suavizados debido a una enfermedad periodontal y el profesional debe utilizar todos sus conocimientos para intentar restaurar la salud bucodental, pero tampoco es una obligación de resultados.

Si el profesional utiliza cada técnica correctamente y hace todo lo posible, dentro de las normas de la periodoncia, no asumiendo una obligación de resultado, queda excluido de ser considerado responsable de los daños estéticos.

Actúa con culpa cuando no retira correctamente los cálculos y no aclara al paciente la importancia de su participación para el futuro control de la placa, esencial para la prevención de la estructura dental.

El profesional debe alertar al paciente sobre la movilidad excesiva de los dientes e indicar el tratamiento en el propio consultorio o indicándolo a un especialista.

La periodoncia ha trabajado junto con la especialidad de implantodontia en el proceso de curación de implantes, preocupándose por la higiene y previniendo la formación de infecciones alrededor del implante.

4.8 Radiología dental

Hay muchas clínicas radiológicas especializadas en odontología hoy en día. Cuentan con dispositivos para radiografía panorámica, para tener una vista de todos los dientes en una sola radiografía; telerradiografía, utilizada para analizar los ángulos y posicionamiento de los dientes en relación con los puntos cronométricos, utilizada en ortodoncia y también realizar, entre otros, radiografía periapical de un diente o grupo de dientes adyacentes, siendo los más comunes.

Todos estos tipos tienen como objetivo facilitar y asistir al dentista a diagnosticar y planificar el tratamiento, identificando, por ejemplo, la presencia de caries, la necesidad de hacer un tratamiento de endodoncia o no, existencia de infecciones, fracturas, etc. Es de vital importancia en el tratamiento de endodoncia, donde se realizan varias radiografías, generalmente en consultorios, donde es necesario disponer de un dispositivo de rayos X.

Tamburus[112] realizó un análisis radiográfico de los empastes de conductos radiculares clasificándolos como éxito o fracaso. El autor concluye que muchos endodónticos ten sido de fallas técnicas que la radiografía, como método de información diagnóstica, presentó.

El profesional de la radiología dental, utilizando equipos sofisticados y técnicas de desarrollo radiográfico, de acuerdo con sus estándares técnicos, debe apoyar y diagnosticar para un tratamiento correcto.

Las radiografías a menudo se retuercen o los diagnósticos son incorrectos, lo que hace que los profesionales dentales cometan un error.

---

[112]TAMBURUS, J.R. **Investigación radiográfica de los éxitos y éxitos del tratamiento endodóntico.** En: Revista del . Asociación de Dentistas de São Paulo. V. 37, n.1, ene/feb. Año 1983.

En estos casos, acreditando la negligencia, mala praxis, o imprudencia de los profesionales de la radiología dental, serán objeto de un proceso de daños civiles, debido al daño estético que otros profesionales causen en sus pacientes, siendo a través de una acción directa o a modo de devolución del otro profesional discapacitado.

Actualmente, varias exploraciones de seguros dentales requieren las radiografías iniciales y finales de cada procedimiento, incluidas las restauraciones, que requieren un uso excesivo de radiografías en el consultorio, incluso para procedimientos simples como restauraciones.

Por lo tanto, es necesario utilizar un delantal plomizo para el paciente y para el profesional, que está expuesto a la radiación diariamente, preferiblemente tener una pantalla con protección de plomo.

Actúa con culpa cuando emplea una técnica inadecuada o no cuida la buena calidad de la revelación radiográfica, induciendo un diagnóstico falso.

4.9 Patología oral / semiología

Al iniciar un tratamiento, en la anamnesis se le hacen varias preguntas al paciente sobre su salud general. Si has tenido enfermedades como hepatitis, si eres cardiaco, tienes presión arterial alta, etc. .

La patología estudia enfermedades que pueden actuar sobre la mucosa oral y las estructuras óseas y son numerosas, tales como: herpes, tumores malignos y benignos, enfermedades de las glándulas salivales, entre otras.

La semiología, que complementa el estudio de las enfermedades, se ocupa de sus síntomas y signos. La existencia de manchas en la boca, crecimiento anormal de tejidos, fisuras; todo esto debe ser comprobado.

El médico general debe identificar en la anamnesis en su consultorio, manchas rojizas o violáceas en la mucosa oral del paciente e identificarlas como posibles enfermedades.

Se debe tener precaución, observando si tiene algún origen traumático, como el uso de prótesis, el uso continuo de cigarrillos, el consumo frecuente de bebidas muy calientes, como el chinarro en el sur de Brasil, entre otras causas que causan un trauma constante.

También es deber del profesional derivar a estos pacientes a un especialista, ya que son los médicos generales los que tienen la oportunidad de observar primero estas lesiones en sus pacientes, y deben evitarles la importancia de un examen más preciso, como la biopsia.

El profesional también puede ser considerado responsable de los daños estéticos si por negligencia no observa la lesión y si crece, causando un mayor daño al paciente.

Actúa con culpa cuando establece el diagnóstico incorrecto al identificar una lesión.

4.10 Odontología pediátrica

Es odontología enfocada al tratamiento dental de niños, trabajando con la prevención de caries a través de la educación sobre el cepillado correcto, uso de selladores en los dientes, uso de dispositivos de mantenimiento del espacio, entre otros.

En los viejos tiempos, se extraían muchos dientes de "leche", porque dado que nacería otro diente, no había necesidad de tratar el diente que se cambiaría.

Hoy en día se conoce la importancia de preservar los dientes de hoja caduca, mantener el espacio para la erupción dental permanente y servir de guía.

Hay una preparación previa, realizada a través de consultas preparatorias, para que los niños se familiaricen con la oficina y los tratamientos.

Las técnicas de endodoncia y prótesis pueden recuperar dientes comprometidos, y si no se orientan en este sentido, el dentista puede ser considerado responsable en caso de extracción innecesaria.

Los dientes de hoja caduca o de leche deben mantenerse en el arco dental hasta la edad correcta, de modo que sirva como una línea guía para la erupción del diente permanente.

Actúa con culpa que condena un elemento dental temporal en lugar de refundarlo, ya que serviría de guía para el posicionamiento del sucesor permanente; en la extracción de dientes temporales destruidos, pero con posibilidad de recuperación a través de prótesis, provocando posterior trastorno de oclusión en la dentición permanente del niño etc.

Estos ejemplos pueden ser cuestionados como daño estético, si hubo negligencia, imprudencia o mala praxis del dentista, extrayendo un diente innecesariamente sin intentar salvarlo o no indicando al paciente a un especialista. Solo se ajusta al daño estético si el profesional no actuó de acuerdo con todas las normas y técnicas de la profesión y si no asumió una obligación de resultado.

Como ejemplos de errores en odontología pediátrica también podemos mencionar manchas en los dientes debido a la aplicación excesiva de flúor, diversos daños estéticos, tales como: obstrucción del habla, necesidad del uso de dispositivos correctivos y su no indicación, ingesta de flúor por falta de uso de la ventosa y bandeja, restauraciones con muy alta dimensión vertical, dificultando la oclusión y pudiendo comprometer la formación permanente del diente, etc.

La ingestión de flúor en el momento de la aplicación sin el uso de bandejas o succión, puede llevar a la muerte, debido a que es una sustancia tóxica.

4.11 Anestesia dental

Los dentistas brasileños están calificados para la anestesia tópica, es decir, anestesia local, troncular o regional, además del uso de anestésicos y ungüentos, anestésicos en aerosol y gargareos.

Cuando el paciente llega al consultorio del médico como adulto, generalmente ha recibido anestesia varias veces, pero aún es necesario hacer una anamnesis, es decir, un cuestionario, pidiendo varios detalles de la salud de la persona.

Pregunte si es alérgico a algún medicamento, si tiene un problema cardíaco, si tiene una enfermedad crónica, si tiene una enfermedad, sangrado, etc. En el caso de una mujer, si está embarazada, si está amamantando, etc.

Además de todos estos detalles, se debe tener en cuenta la parte psicológica del paciente: si sufre desmayos, si se pone muy nervioso, porque la anestesia durará menos tiempo, lo que tiene como consecuencia, un efecto anestésico de menor tiempo, y la aplicación de una mayor cantidad de anestésico.

Todos estos detalles deben ser observados, incluyendo que el profesional debe tener un dispositivo de reanimación, es decir, un dispositivo de oxígeno en caso de desmayo. El paciente deberá firmar el cuestionario hasta la final, demostrando la prudencia del profesional.

También hay un límite de tubos anestésicos que se pueden aplicar, según el fabricante, que se estipula en el prospecto del producto.

Si no se toman estas medidas y se produce un problema, el profesional también puede ser considerado responsable de los daños estéticos y morales.

Los aspectos legales relacionados con la anestesia y sus efectos son tratados por la Ley 1.314 de 17 de enero de 1951, que otorga al dentista el derecho a establecer un tratamiento y el art. 129, § 1, punto II del Código Penal, que trata de las lesiones corporales de carácter grave, causando un shock anafiláctico potencialmente mortal, incluyendo en este artículo, el shock anafiláctico debido a la aplicación de anestesia.

Difícilmente ocurrirá con anestesia local, comúnmente aplicada en el consultorio dental, siendo más probable en cirugías en hospitales, donde es necesaria una anestesia general del paciente.

Con la consecuencia de la anestesia a través de la inyección pueden ocurrir enfermedades tales como: infección, lesiones en el sitio de inyección, ruptura de la aguja, lesiones atribuidas al efecto tóxico de las sustancias inyectadas.

En el caso de infecciones, se debe tener una buena asepsia del sitio para evitarlas. Las agujas y los tubos son desechables y no deben reutilizarse. En caso de líquido dejado dentro de los tubos, no debe reutilizarse, ya que puede ser la transmisión de enfermedades e infecciones de un paciente a otro.

La anestesia tampoco debe aplicarse a los tejidos infectados, lo que puede causar la propagación de la infección al torrente sanguíneo y los tejidos vecinos del sitio. Si es posible, se realiza una aplicación troncular o regional, o de lo contrario, el paciente será medicado y solo después del soborno de la infección actuará en el sitio.

Hay accidentes debido a errores en la técnica de aplicación de inyecciones. Una posible consecuencia es la formación de un hematoma, debido a la interrupción de pequeños vasos, incluidos los que irrigan los músculos, y pueden causar trismo, en el momento de la anestesia troncular. [113]

Además de la hemorragia, con dolor consecuente y tumephation, pueden surgir úlceras, debido a la necrosis del tejido inyectado, que ocurren más en la fibromucosa palatina, siendo dolorosas y difíciles de curar.[114]

La aguja puede romperse en los tejidos de la boca y si no es posible extraerla, se requerirá cirugía. Este tipo de accidente es raro debido al uso de agujas desechables.

Los síntomas como palidez transitoria, malestar general, taquigrafía, síncope son comunes después de la anestesia e incluso pueden provocar desmayos. La muerte en la silla

---

[113]Lutz, Adolpho Gualter. **Errores y accidentes en odontología**. Ed. Est. De Artes Gráficas. Junior C.Mendes. Río de Janeiro, 1938, p. 65.
[114] *Ibidem*, 67.

del dentista es rara, y estaría más relacionada con los problemas cardíacos del paciente, que deben investigarse en el momento de la anamnesis realizada antes de cualquier procedimiento.[115]

Las agujas pueden causan daño a los nervios, especialmente en la región de los terceros molares inferiores, o muela del juicio. La anestesia en el piso de la boca puede llegar al nervio puede causar dolor intenso, tumefacción del borde correspondiente de la lengua, o incluso trismo y necrosis de tejidos blandos.[116]

La anestesia hemimandíbula regional puede comprometer el nervio facial, lo que resulta en parestesias y parálisis transitoria o a largo plazo.[117]

4.12 Odontología social

La odontología social se ocupa de la salud bucal de la población. Realiza evaluaciones en colegios para conocer el índice de dientes afectados en niños, analizando estadísticamente dientes cariados, perdidos o de relleno.

Los niños tienen una mayor incidencia del número de caries y en esta labor de prevención, los profesionales trabajan en conjunto con los municipios para fluorar el agua potable a consumir, siendo una excelente forma de prevenir la caries.

Resulta que si el profesional se equivoca en la cantidad de concentración de flúor, puede causar fluorosis, con las consiguientes manchas grisáceas en los dientes, intoxicaciones e incluso llevar a la muerte.

4.13 Estomatología

---
[115] *Ibidem*, p.73.
[116] *Ibidem*, 80.
[117] *Ibidem*, 81.

Esta especialidad se ocupa de las enfermedades de la boca y las estructuras adheridas, incluidas las manifestaciones orales de enfermedades sistémicas que pueden interferir con el tratamiento.

Se ocupa de la prevención, el diagnóstico y el pronóstico, con una obligación de medios en relación con la prevención y el diagnóstico, y puede dar lugar a la realización de pruebas complementarias.

5 EL SEGURO DE DAÑOS MORALES Y MATERIALES

El problema de las demandas contra los dentistas se ha extendido de tal manera que a través de la iniciativa de la Asociación de Dentistas del Estado de São Paulo, actualmente se está ofreciendo a los profesionales, un seguro de responsabilidad civil, junto con la factura mensual de cotización para el profesional, no pierde lo que ganaba durante años de trabajo, en un solo error dental, que muchas veces incluso está comprobado estadísticamente, lo que ocurre con frecuencia, como el caso de fracaso que se hace en los tratamientos de endodoncia, comúnmente llamado tratamiento de canal.

Este seguro ya es una práctica habitual en otros países, como Estados Unidos. Conrad et al informa que más del 95% de los dentistas en los Estados Unidos de América tienen seguro de responsabilidad profesional.[118]

El seguro se basa en los mismos principios que otros seguros. La aportación de un gran número de personas físicas para cubrir las indemnizaciones derivadas del error de cualquiera de los contribuyentes, como forma de minimizar los efectos de la indemnización, que se espera que

---

[118]CONRAD, D.A. et al. Negligencia premius en 1992: Resultados de una Encuesta Nacional de Dentistas J. Am. Abolladura. Assoc. 126(7): 1045-1056, julio 1995. *En*: FRANCE, B.H. S. *Año 1998*. Tesis (Doctorado en Odontología Jurídica y Deontología). El Seguro de **Responsabilidad Civil Profesional del Dentista**, p.95.

se produzcan de forma esporádica, a fin de no extinguir el fondo.

Creemos que el error está presente en los más diversos ámbitos profesionales, y que en la historia de cada individuo, casi nadie puede, analizando su conciencia, decir que nunca se ha equivocado y que, ciertamente, algún trabajo podría haber mejorado.

Esta búsqueda de la perfección es inherente a la naturaleza humana y el hombre siempre está evolucionando, buscando nuevas técnicas que aseguren una mayor tasa de éxito en los tratamientos.

Incluso los accesorios revolucionarios como la microscopía electrónica para tratamientos de endodoncia, como las técnicas de ortodoncia que utilizan fuerzas minimizadas, están sujetos a fallas.

Y es a través del análisis de estas técnicas y procedimientos empleados que el profesional será analizado en el caso de un proceso judicial.

Este seguro pretende no permitir que el dentista, al verse amenazado en su día a día, tenga que pagar una indemnización, donde a pesar de haber actuado con rigor en la técnica empleada, aun así, es condenado por fallo o error.

La realidad de Brasil hoy en día es que muchos médicos generales cobran alrededor de 30 reales para hacer una extracción dental y se han practicado muchos precios populares para que la población pueda tener acceso al tratamiento dental.

Nuestro país tiene fama de ser un país sin dientes, a pesar de la gran cantidad de dentistas, incluso siendo superior a la recomendada por la Organización Mundial de la Salud.
(OMS).

Ahora bien, esto no impide que se estipulen indemnizaciones muy altas, siendo de práctica indemnizaciones por la cantidad de 20 mil reales, cantidad que requiere mucho tiempo de trabajo para ganarse, en un consultorio dental que atiende a la clase media hacia abajo.

Entonces, estas demandas alertan al profesional, que tiene que protegerse. Debe tener toda la documentación, archivos y un escritorio para ayudar con la parte burocrática, además de equipos y electrodomésticos, como rayos X, aparte del costo del seguro de responsabilidad civil, lo que hace que el tratamiento dental sea más caro.

Pero el profesional, incluso tomando estas precauciones tiene que ser advertido, porque estos seguros no cubren todas las indemnizaciones y tienen sus límites.

Excluyen expresamente las coberturas por daños estéticos, uso de técnicas experimentales o medicamentos no autorizados, intervenciones prohibidas, daños derivados del incumplimiento del secreto profesional y tratamientos radiológicos y quimioterapéuticos, entre otros.

Sucede que muchos profesionales actúan como empleados de empresas de servicios y estas empresas no tienen seguro y no hay forma de que el profesional cobre demasiado a los pacientes para contratar el seguro. Para que el seguro sea económicamente viable, se encontraría una ecuación capaz de hacerlo obligatorio.

Entendemos que será obligatorio aquí en Brasil también, desde el momento en que las leyes se concreten para las compañías de seguros, lo que se incluiría en la expresión "daño moral" y hasta qué punto el paciente puede hacer uso del Código de Protección al Consumidor, o sería una gran cantidad de demandas e indemnizaciones que ninguna compañía podría soportar, y quizás por eso, a día de hoy, el seguro de responsabilidad civil no se ha generalizado.

Destacamos que autores como Genival Veloso França y Miguel Kfouri Neto elencam, destacan algunas ventajas del seguro de responsabilidad profesional, tales como:[119][120]

- Mejor forma de liquidación de daños y perjuicios;
- Mejorar las condiciones de libertad y seguridad en el trabajo;
- Garantizar el equilibrio social y el orden público;
- Mejor forma de justicia social;
- La mejor forma de seguridad social en sí misma;
- Liberar al médico y al paciente de procesos dolorosos y lentos;
- Evitar la explotación, la ruina, la injusticia y las iniquidades;
- Es independiente de la situación económica de la causa del daño;
- Corregir el comportamiento de propiedad de la víctima;
- Contribuir al excedente del sistema en programas para prevenir daños;
- Estimular la solidaridad social;
- Tiene defectos, pero tiene el mayor número de beneficios y ventajas;
- Corrige el hecho de que el paciente es totalmente olvidado y el médico falsamente recordado.

---

[119] FRANCIA, Genival Veloso de. **Derecho Médico**. 6. Ed. São Paulo : Fondo Editorial BYK-Procienx, 1994.
[120] KFOURI NETO, Miguel. **Responsabilidad médica**. São Paulo: Ed. Revista dos Tribunais: 4ª ed., p. 27 1999.

La adopción del seguro no resuelve el problema. Simplemente minimiza sus consecuencias. No es posible adoptar los estándares estadounidenses aquí, porque son realidades diferentes.

El propio Miguel Kfouri, en[121] su obra, comenta:

> Así, el sistema se equilibra de manera frágil: los lesionados aún buscan poco reparar el daño que les causan los profesionales médicos; los médicos, cuando se les exige tratan de defenderse, atribuyendo a la fatalidad el hecho dañino; los hospitales, a su vez, no siempre cuentan con los recursos para satisfacer las indemnizaciones o, en relación a los médicos que forman parte de su personal clínico, recalcar que la responsabilidad siempre es personal del médico, que no hay fianza, y otras reclamaciones por parte de jaez.

El profesor Gustavo Tepedino dice que no está en la tradición brasileña contratar un seguro de responsabilidad civil por parte del médico o los hospitales, tal vez porque los montos de las indemnizaciones impuestas por el poder judicial aún no representan una amenaza para la actividad profesional, que también se puede aplicar en relación con el profesional de la odontología[122].

Hay varios tipos de pólizas, que cubren los actos de los auxiliares y otros empleados de la oficina o solo los actos del dentista. Siempre es mejor tener una cobertura más completa. El seguro paga una cierta cantidad por póliza, incluso si hay más de una ocurrencia en el mismo período.

Entiendo que las mayores desventajas de este seguro son: como consecuencia de la difusión del uso del seguro de mala praxis, es posible que haya un aumento en la incidencia de litigios y condenas a los dentistas, sobre la base de que quien realmente pagará la indemnización es el asegurador.

El seguro no cubre las consecuencias éticas y penales que pueda sufrir el profesional. Ni siquiera los que la publicidad de tu error puede aportar a tu clientela, lo que pesa mucho en una profesión donde es importante indicar un cliente a otro.

---

[121] Ibidem, p.25.
[122] TEPEDINO, Gustavo. Cuestiones de Derecho Civil. Río de Janeiro, Editora Renovar, 2ª edición, 2001.

La Constitución Federal autoriza la acumulación de indemnizaciones por daños materiales y morales, derivados del mismo hecho. Las condenas derivadas de estas son incluso mayores que la indemnización por daños penales.

Pero hoy en día comienzan a surgir seguros de responsabilidad civil con cobertura por daños morales, como, los profesionales de las Asociaciones de Dentistas del Estado de São Paulo, que pagan a tiempo las cuotas mensuales, tienen derecho a un seguro de cien mil reales, siendo cincuenta mil, el tope para la indemnización por daños morales.

Como se mencionó anteriormente, la forma de financiamiento del seguro también tendría el efecto secundario de aumentar el costo de los servicios dentales, ya que tendría que transferirse el consumidor final, el paciente, el usuario de los servicios sanitarios, que por regla general ya son caros o inadecuados.

El profesional que tiene varios trabajos es más propenso al error debido a una sobrecarga de trabajo, debido a la pérdida natural de reflejos y desgaste corporal. Al tener seguros, está convencido de que no está en riesgo, o que estos son mínimos.

Se puede decir que los seguros crearían una industria de indemnización en Brasil, pero por otro lado, esto requeriría un reciclaje y actualización constante de los conocimientos dentales, así como una mejora de los proveedores de servicios comprometidos con el estándar de calidad.

Los brasileños no tienen una tradición de contratar seguros, pero esto está cambiando. Es necesario premiar a los buenos y hacer que los malos profesionales juzguen por sus compañeros, alejándolos de la función.

Se busca al profesional por su grado de especialización, por indicación de otros pacientes y el paciente nunca pregunta si el dentista tiene seguro de responsabilidad civil. Por lo tanto, el argumento de que los seguros serían los buenos de los malos profesionales, por una selectividad natural en la propia contratación del producto, es una exageración.

Tener una póliza de seguro no es garantía de que el tratamiento esté garantizado, e incluso por el contrario, incluso podría demostrar la posible inseguridad del dentista que estaría tomando una actitud defensiva.

Se desea buscar la eliminación del error dental punible, y no paliativo para evitar la quiebra de dentistas que sufrirán una demanda. El error dental punible resultante de la omisión, negligencia, negligencia o imprudencia, del error humano, que se deriva de la propia condición falible de la persona, es diferente.

Este último es impredecible y el primero puede y debe evitarse, ya sea a través de cursos de mejora o especialización, el uso de mejores materiales y equipos, como no tratamiento endodoncia el uso del aparato localizador apical, o el uso de una nueva técnica de ortodoncia, con fuerzas más suaves de movimiento dental, conciencia profesional, etc.

6 INVESTIGACIÓN REALIZADA EN EL TRIBUNAL CIVIL ESPECIAL

En esta investigación, se recolectaron datos sobre el número de casos contra dentistas en el Tribunal Civil Especial de Campinas-São Paulo - Anexo Universidad Paulista (UNIP).

Los casos se verificaron desde el año 2000 hasta julio de 2003. Esta encuesta pretende ver si la demanda de compensación por parte de los consumidores ha aumentado a lo largo de los años, teniendo en cuenta que el acceso al Tribunal es gratuito, precisamente para que encuentren satisfechos sus contenidos sin tener que asumir gastos con el proceso judicial.

Cada año se recogieron algunos datos básicos, es decir:

1. Número de casos por año;
2. Tipos de procedimientos (indemnización, danos morales, etc.);
3. Especialidades dentales involucradas;
4. Cuantía media de la indemnización;

5. Si hubo conciliación o una audiencia de investigación y juicio.

Con respecto a las cantidades, recordamos que en los tribunales civiles se aceptan lides cuyas indemnizaciones no superan la cantidad de 40 salarios mínimos.

En su primer año de funcionamiento, en el año 2000, hubo alrededor de 3487 procesos, y en referencia a los profesionales dentales y clínicas dentales fueron unos seis procesos, lo que estadísticamente da un porcentaje muy bajo del 0,17 % de las demandas totales, lo cual es algo inexpresivo en vista del gran número de dentistas y la población en general que buscan sus servicios.

Seis casos fueron de daño moral, dos pidiendo des constitución de contratamiento en el caso de tratamientos de ortodoncia y uno de cobro.

La mayoría de ellos se resolvieron en sesiones de conciliación, se hicieron con los conciliadores y aprobaron los acuerdos de los magistrados.

Esto demuestra que las lides que llegaron al Judiciario e incluso los que llegaron se hicieron acuerdos.

En 2001 se admitieron 5641 casos, referidos a los tratados con dentistas, unos cinco procesos.

De este total, tres se referían de nuevo al cierre de un contrato en tratamientos de ortodoncia, una condena en efectivo, una obligación de hacer y otro cierre de un contrato con devolución en efectivo.

De estos cinco, tres estaban en contra de los acuerdos con clínicas dentales, la mayoría de ellos siendo la especialidad de ortodoncia. La mayoría se reconciliaron antes de la audiencia de instrucción y juicio y los valores cambiaron alrededor de mil reales.

En 2002 hubo alrededor de 7845 procesos, y alrededor de seis procesos relacionados con tratamientos dentales.

De esta cantidad, dos se referían a la cierre de contratos relativos a tratamientos de ortodoncia y tres devoluciones de importes pagados. En tres casos se llegaron a acuerdos conciliatorios y en otros tres se celebraron una audiencia de instrucción y de juicio. Las indemnizaciones, cuando ocurrieron, no superaron los mil reales, incluso en casos donde se solicitó el tope de 40 salarios mínimos.

Un proceso abarcó la especialidad de prótesis, donde se realizó una prótesis removible inferior, pero la paciente no puede usarla por más de tres meses, debido a un problema periodontal que tenía en un canino inferior. Habiendo entrado en el proceso, fue resuelto todavía en conciliación habiendo sido devuelto unos 200 reales, pero teniendo que devolver la prótesis también.

Lo interesante, en este caso, es que el profesional que hizo la prótesis cobró un valor muy por debajo de que sería de unos 400 reales en un médico general, según la tabla ACDC, y puede llegar a los 1000 reales en una prótesis especialista, donde el precio tiene en cuenta, principalmente, la reputación del profesional.

La devolución de la prótesis al dentista no compensa en absoluto el trabajo, porque las prótesis se realizan de forma individual. Esta prótesis será inutilizable y no se reembolsará en nada a expensas del profesional. El retorno es que, además de tener el dinero devuelto, el paciente todavía no lo disfrute.

A menudo, la realidad socioeconómica del brasileño, lo lleva al dentista, ya con los elementos muy dañados. Entre los tratamientos disponibles como implantes y prótesis fijas, acaba optando por los más en cuenta, es decir, las prótesis removibles, pero muchas personas no se adaptan a ellos.

¿Cuál sería el procedimiento correcto entonces? El profesional debe escribir x todos los elementos dentales del paciente para ver si tiene alguna reabsorción y / o compromisos óseos no visibles a simple vista. Debe hacer que el paciente firme la indicación de varios tratamientos mejores que no aceptó, por razones financieras y conservar toda la documentación.

Si la paciente, consciente de su reabsorción ósea, optara por hacer la prótesis y luego no pudiera utilizarla, el profesional estaría protegido. Pero la población menos favorecida que busca tratamiento con prótesis, que ya ha perdido varios elementos dentales, muchas veces ni siquiera puede hacer un examen radiográfico completo, con radiografías panorámicas que cuestan unos 60 reales, o un tercio del valor de la prótesis que pagó.

Entendemos que los factores socioeconómicos de la población, el nivel económico del paciente que busca hacer más en cuenta el tratamiento, aunque no sea el más indicado y el hecho de que el profesional no cobre el precio de un especialista, se tienen en cuenta para la determinación de la culpabilidad del profesional.

En el año 2003 a julio, hubo alrededor de 2249 casos, siete contra clínicas y profesionales dentales.

En un caso, después de que se realizó una prótesis metalocerémica, el paciente comenzó a tener problemas de sangrado con la rotura y ablandamiento de la misma. Entonces, este proceso se ocupó de la especialidad de prótesis. La conciliación previa no era posible, nada a expensas del profesional. El retorno es que, además de tener el dinero devuelto, el paciente todavía no lo disfrute.

En otro proceso, desde la especialidad de ortodoncia, un paciente pagó tres cuotas por la fabricación de un aparato de ortodoncia móvil, que se rompió tres veces y habiendo perdido la confianza del paciente en el profesional del seguro dental, el paciente decidió interponer la acción para que le devolvieran sus porciones pagadas.

La audiencia de conciliación quedó infructuosa, y se celebró una audiencia de instrucción y juicio y la clínica tuvo que devolver unos 200 reales.

El tercer caso fue el daño de morales y se le pidió el límite de 40 salarios mínimos, que en ese momento rondaba los 8 mil reales. Fue en relación con un acuerdo dental que incluyó el nombre del cliente incorrectamente en la Oficina de Protección de Crédito (SPC), incluso después de que el cliente había cancelado el acuerdo, poniendo fin a la emisión de comprobantes bancarios, lo que no ocurrió.

La conciliación quedó infructuosa, habiendo acudido a la audiencia de instrucción del juicio, tiendo la indemnización en torno a los mil reales.

Hubo un proceso de un profesional contra una empresa de equipos dentales por la demora en la entrega de los equipos en la oficina dentro del plazo establecido, causando pérdida de pacientes y sustos de alquiler, condominio etc. para el mantenimiento de la sala comercial. Fue una acción de acusación con daños morales.

Aunque este proceso aún no se ha finalizado, nos parece interesante el aspecto que además, el profesional dental puede ver comprometido su trabajo y eficiencia por la responsabilidad de terceros, tales como: la no entrega de equipos adquiridos, la entrega de materiales dañados, consumibles caducados o alterados; medicamento comprada con eficacia alterada e todo tipo de fracaso decurrente de terceros, sea das fábricas dos productos odontológicos o das dentáis revendedoras.

Hubo una demanda por daños morales por cobro indebido por un acuerdo dental, con valores alrededor del techo de 8.000 reales, con audiencia de conciliación infructuosa y antes de la audiencia de instrucción y juicio, las partes firmaron un acuerdo y extinguieron el proceso.

El sexto proceso consistió en devolver la cantidad, en la especialidad de endodoncia, de una paciente que comenzó a pagar un tratamiento de canal y luego descubrió que estaba embarazada. Dejó de pagar la matrícula y luego pidió la restitución de lo que había pagado, unos 300 reales.

La audiencia de conciliación fue fructífera y se acordó la devolución de 100 reales.

De los datos obtenidos se pueden extraer algunas observaciones sobre la situación actual de la búsqueda de indemnización contra dentistas en el Juzgado Civil Especial de Campinas - Anexo UNIP(Universidad Paulista).

Este trabajo tuvo como objetivo analizar la relación de la actividad del dentista en relación con la responsabilidad civil, incluyendo las implicaciones de sus actos en casos de errores de tratamiento en los casos concretos, en el universo del Tribunal Civil Especial de Campinas - Anexo UNIP.

Queremos discutir cómo es la relación del dentista profesional, actuando como proveedor de servicios frente al paciente, que es un consumidor de acuerdo con el Código de Protección al Consumidor, con sus implicaciones legales en el caso de tratamientos fallidos.

La relación del profesional con su paciente, inspirada principalmente en la confianza, se ha convertido en una relación de consumo. Si al paciente le gusta el producto, está bien, pero si no lo hace, querrá ser compensado.

Tratamos de demostrar que hay una demanda de daños y perjuicios en el tribunal contra los profesionales dentales. Tratamos de aclarar entre otras preguntas, cuáles han incrementado las acciones contra los dentistas y qué especialidades generan mayor conflicto, así como el valor medio de las causas.

Entendemos que el aumento del número de casos contra dentistas, aunque son pocos en la Corte, no solo se debió a la existencia de nuevas leyes que defienden al paciente, sino a una conciencia de los derechos del consumidor, muy extendida en la actualidad.

La verdad es que la ciencia dental trata con un organismo vivo. El cuerpo humano tiene reacciones biológicas que no se entienden del todo, pero se puede hacer una encuesta estadística, por ejemplo, como ya existe, para tener una idea de si el tratamiento de un canal puede tener un 40, 60, 100% u otro porcentaje de posibilidades de éxito.

La relación entre el trabajo del profesional dental no es una relación exacta o, en pocas palabras, una relación de consumo de bienes, porque el éxito del tratamiento depende de numerosos factores, tales como: la salud general del paciente, si es cardíaco, diabético, si tiene presión arterial alta, etc.

La cooperación del paciente también tiene una gran participación en el logro del éxito o el fracaso. Por lo tanto, todas las instrucciones, prescripciones, ausencias del paciente en las consultas y otros detalles de la historia clínica del paciente deben documentarse y firmarse.

Para ser más esclarecedores, la simple falta de una consulta en un tratamiento de endodoncia, puede desencadenar un proceso inflamatorio provocando el fracaso del tratamiento, pero en el momento en que el paciente lo asuma, dirá solo que pagó por un servicio y acabó perdiendo su diente.

Para esta pequeña explicación vemos que la relación profesional/paciente debe estar rodeada de documentación, muy bien explicativa y firmada, de manera que tenga el efecto de permitir la exención de responsabilidad del dentista.

El profesional no trabaja solo, sino que responderá por el error de cada miembro de su despacho como secretario, asistente, higienista dental, etc.

Por ello, la importancia de cuidar todos los detalles del consultorio, incluyendo la bioseguridad, es decir, la correcta esterilización de los instrumentos y el ambiente de trabajo dental, estando atentos a las implicaciones legales de su incumplimiento.

CONSIDERACIONES FINALES

La Constitución garantiza el derecho a la salud para todos, prestando servicios públicos y delegando en terceros, parte de la responsabilidad, y los profesionales de la salud responden civilizadamente, tanto en el ámbito público como privado, por posibles errores, como se comentó en este trabajo, respecto al error dental.

Creemos que usted ha tenido una tendencia a adoptar en Brasil el seguro de responsabilidad civil obligatorio, como se hace en los Estados Unidos, y sin él el profesional no puede ejercer la profesión. Es conveniente crear una legislación que cree un seguro nacional para el área dental, con el fin de cubrir los daños causados por los profesionales y también reducir el costo de los mismos.

Actualmente el profesional puede ser considerado responsable, ya que un problema en el cuidado del consultorio, la asepsia, por la falta de actualización en el área dental y siempre que el paciente se sienta lesionado, el profesional debe estar bien custodiado con toda la documentación.

Los dentistas deben ser instruidos por las disposiciones legales del Código Civil, código penal, código de derecho del consumidor y código de ética dental. Debe tener una formación profesional, que además de la técnica, se base en conceptos jurídicos, porque no puede alegar en los tribunales desconocimiento de la ley, y si se trabaja con honestidad de propósito y conocimientos técnicos, no garantizando una obligación de resultado, difícilmente se le considerará juiciosamente responsable.

Con respecto al Código de Protección al Consumidor, en el artículo 14, § 4, donde dice que el dentista será responsable al verificar su culpabilidad, algunos los autores, entienden que no siempre será por su culpa, como en el caso del dentista se compromete a cumplir una obligación de resultado y esta no se alcanza.

En este caso, entienden que el profesional responderá objetivamente por el daño causado al paciente. También sugieren el cambio del artículo, añadiendo a esto la valla respecto a la aplicación de la teoría de la culpabilidad, al referirse a una obligación de resultado.

Queremos posicionarnos, primero, que estamos en contra de tal cambio y en contra de esta responsabilidad objetiva en general, y debemos analizar el caso concreto. El ser humano, ser biológico y espiritual que es, nunca puede ser tratado como un objeto, como un producto que, presentando defecto, debe ser intercambiado o indemnizado.

Como tuvimos la oportunidad de participar en simposios, como el mencionado durante el trabajo, la clase de medicina incluso se ha esforzado por demostrar y aclarar la clase. jurídica, que el cuerpo humano es muy complejo y las respuestas biológicas a las intervenciones quirúrgicas o estéticas pueden traer un resultado positivo o negativo.

Al igual que en el caso de la cirugía estética y las cirugías reparadoras, puede haber cicatrices por reacciones tisulares de cada organismo, lo que en sí mismo no es una prueba a la que se le pueda dar un carácter objetivo, determinando la compensación, sin analizar el caso concreto y todos los detalles del tratamiento.

Como se comentó en el presente estudio, las especialidades consideradas como obligaciones de medio y resultado, pueden cambiar, teniendo en cuenta la forma de contratación y el estado físico del paciente.

Un paciente que quiere hacer un blanqueamiento, por ejemplo, está detrás de una mejor estética y espera un resultado. Ahora bien, si presenta problemas periodontales, con afectación gingival, es decir, sangrado y sensibilidad y aún quiere hacer el blanqueamiento, ya no sería una obligación de resultado, debido a las condiciones físicas presentes.

Aunque la responsabilidad del dentista es generalmente contractual, se debe analizar si el profesional aseguró al paciente un resultado, como en los casos en que se utilizan recursos informáticos para ver el antes y el después de un tratamiento estético. En este caso, responde objetivamente. De lo contrario, incluso en los casos en los que se espera un resultado, como una prótesis anterior fija, si el profesional advierte al paciente de la posibilidad de que el resultado final no sea satisfactorio, debido a varios factores como: problemas periodontales, reabsorciones óseas, etc., la obligación es media, como ocurre en gran parte de los tratamientos dentales.

Como se mencionó anteriormente, algunas especialidades están relacionadas con las características de obligación de medio y resultado, según sea el caso.

Dentro de las diversas especialidades dentales, si el profesional se llama a sí mismo especialista sin serlo, siendo este uno de los principales factores que llevaron al paciente a elegirlo, en el caso de responsabilidad, entendemos que puede ser objetivo, según sea el caso. El artículo 36 de la Resolución N° 185/93 del Consejo Federal de Odontología dice que sólo aquellos que están debidamente calificados pueden calificar como especialistas y el artículo 39 enumera las especialidades existentes. El Código de Ética también prohíbe el título de experto sin registro en el Consejo Regional.

Entendemos que, en el caso de error dental, al especialista se le debe cobrar con mayor precisión que al médico general, porque su nombre fue uno de los principales factores de elección del paciente y además el precio cobrado es mayor, compatible con la expectativa de quienes lo buscan.

Algunos autores defienden la necesidad de regular la actividad del dentista y los límites de acción, pero sería extremadamente difícil colocar en un estándar todos los numerosos factores biológicos y particularidades de cada caso específico.

Existen tratamientos como la endodoncia que la simple falta del paciente a una sesión puede comprometer el resultado final del tratamiento, o la no ingestión de la medicación en el momento adecuado, lo que sería difícil de determinar para probar la culpabilidad del paciente en caso de fracaso del tratamiento.

Si existe un riesgo de estar en riesgo, es necesario contar con el consentimiento informado del paciente, solo prescindible en caso de urgencia. Si esto no ocurre, el dentista puede responder por los factores agravantes resultantes del procedimiento.

Las radiografías aparecen en casi todos los procedimientos judiciales como prueba de gran valor material y deben almacenarse; la importancia de las radiografías como base para los procedimientos realizados es invaluable.

El dentista solo debe actuar dentro de los procedimientos aprobados dentro de la profesión. El derecho a la salud está protegido por la Constitución brasileña y las organizaciones internacionales, lo que hace que la Derecho se interese cada vez más en las ciencias médicas, incluida la odontología. El dentista tiene riesgos en el ejercicio de su actividad profesional y si así lo solicita, deberá acreditar en los tribunales que ha actuado correctamente.

Es necesario que los profesionales dentales tengan conocimiento sobre el Código de Protección al Consumidor y la responsabilidad subjetiva. Sin embargo, el desempeño del dentista, como se mencionó, debe analizarse bajo dos situaciones distintas: cuando se propone realizar alguna intervención, cuya obligación se asume como resultado, como una restauración estética, de aquella en la que solo se aplicaría el § 4 del art. 14 del CDC(Código de Protección al Consumidor), como cuando el dentista propuso realizar alguna intervención cuya obligación es de medios, como la cirugía, adoptando la responsabilidad subjetiva, verificando la existencia de culpabilidad.

Estamos avanzando hacia una relación muy formal entre el profesional y el paciente, una verdadera relación de consumo. El dentista aún no se ha dado cuenta de que trabaja en un segmento de la sociedad que está muy informado sobre sus derechos, incluidos los derechos del consumidor.

Creemos que muchos profesionales no están preparados para el Código de Protección al Consumidor, porque la gran mayoría de los dentistas no se han documentado correctamente y ante una demanda, difícilmente pudieron probar todo lo que se hizo o no se hizo. Sería difícil probar la autorización del paciente e incluso cuánto influyó su colaboración en el fracaso del tratamiento, si corresponde.

Frente a lo anterior, corresponde al dentista documentarse para refutar cualquier afirmación infundada por parte del consumidor, porque el CDC prevé la inversión de la carga de la prueba a favor del consumidor.

La impugnación de las acusaciones de mala conducta profesional debe basarse firmemente en los documentos de los registros dentales. Es esencial que este entendimiento sea considerado en el momento en que se producen los documentos dentales-legales, como consecuencia de la atención profesional.

La documentación adecuada es necesaria para prevenir posibles acciones por parte de los consumidores, que tienen derecho a solicitar una indemnización civil por el daño. Según el art. 206, § 3, V, CC, tienen tres años a partir de la fecha de la contención de este y su autoría.

Debido a que no tienen esta conciencia legal, desprecian la custodia de documentos de calidad, mientras custodian documentos inútiles, que por supuesto será muy difícil cuando se presenten pruebas en casos necesarios y a la mayoría de ellas no les importa la ley.

Muchos dentistas salen de los registros médicos de los pacientes antes de que haya transcurrido el período legal de prescripción para reparar daños. Por lo general, no guarda la firma del paciente. Por lo general, desconocen los principales aspectos de los CDC en relación con la profesión, así como las leyes específicas de la odontología.

Es de gran valor celebrar un contrato escrito y firmado donde ambas partes acuerden lo que se ha propuesto, de manera que al final del tratamiento, todo esté estipulado para ser comparado con el resultado final del mismo.

Debido a que no tienen esta conciencia legal, desprecian la custodia de documentos de calidad, mientras custodian documentos inútiles, que por supuesto será muy difícil cuando se presenten pruebas en casos necesarios y a la mayoría de ellas no les importa la ley.

El dentista, profesional de la salud bucal, trata con el ser humano en su conjunto, que a menudo llega a la oficina, buscando restaurar su autoestima, tratando los aspectos psicológicos y el éxito del tratamiento, depende en gran medida de la colaboración del paciente.

En el tratamiento de endodoncia, uno trata mucho con el dolor. En el tratamiento de ortodoncia, el paciente debe colaborar con la higiene y cuanto mayor es el paciente adulto, hay una tendencia a ser más difícil de adaptar.

Hay que tener en cuenta que la profesión de dentista es compleja, donde cada nuevo caso concreto es un nuevo reto, tratando diversos factores biológicos como la salud del cuerpo en su conjunto, las bacterias, el poder invasivo de los virus, y tantos otros factores de esta compleja máquina que es el cuerpo humano, e incluso la influencia del estrés de la vida moderna. , como los pacientes afectados por el bruxismo, rechinando los dientes y haciendo una fuerza extrema, perjudicando el éxito del tratamiento, tanto de ortodoncia, endodoncia o incluso en el dentitismo restaurador.

Es interesante cómo el profesional de la salud, el dentista, que tiene el papel de aliviar el dolor, que pasa varias horas del día trabajando con su propia salud, cuando trata con pacientes que pueden portar diversas enfermedades e incluso agotamiento físico, realizando servicios a menudo de pie, realizando varias radiografías diariamente, y por esa misma parte, tener una jubilación con cinco años menos de servicio, ser colocado en todo momento en el banquillo de los acusados.

Debes tener en cuenta, en caso de que un paciente acuda al consultorio con un diente ya bien dañado, protegerse de la documentación radiográfica, contratos y declaraciones que adviertan al paciente del pronóstico de fracaso del tratamiento, porque sin duda, si no tiene éxito, tendrá que enfrentarse a un proceso, por muy bien intencionado que sea.

Buscamos la concienciación de los profesionales dentales de su responsabilidad civil y aclaraciones de los profesionales del mundo jurídico sobre los detalles de un sistema biológico, cómo somos y las implicaciones sociales de la actividad del dentista.

Queríamos demostrar que obtener tratamientos adecuados simplemente castigando leyes no logrará el objetivo de una mejor odontología, o mejor dicho, preparar a los profesionales para el miedo a las demandas, sino la conciencia por parte de los dentistas, los aspectos legales de su profesión, así como el mundo legal, aspectos socioeconómicos de la profesión del dentista y las condiciones de los pacientes que los buscan. Que, así como en el mundo jurídico hay casos y casos, en odontología tampoco se puede decir simplemente que existe el daño que debe ser castigado.

El uso de la investigación empírica, realizada en el campo en Tribunal Especial se complementó con lo teórico, llevándonos a estas consideraciones finales.

En vista del fin del dentista, que es la preservación de una sonrisa perfecta y transmitir la alegría de vivir, es esencial aclarar a los profesionales de las leyes que están sujetas y la realidad de la odontología en Brasil, para que los jueces y la sociedad en general también puedan juzgar a los profesionales con la medida real, del mundo en el que vivimos actualmente.

Todos estos son factores que influyen en el resultado final, no sólo dependiendo de una relación de consumo, como mercancía, producto, porque además de que el ser humano es la obra más compleja del Creador, el hombre todavía está en los primeros pasos en busca de este nivel de perfección. Tentando imita tanto en estética, como al dentista al tratar con la sonrisa, como en juicios, cuando el hombre toma el lugar de Dios, tratando de hacer justicia, pero en ciertos casos no pueden, porque solo al Pai se le da la comprensión del todo; tanto lo físico como lo espiritual.

REFERENCIAS

ACQUAVIVA, M.C. – **Vademecum Universitário de Direito**. São Paulo: Ed. Jurídica Brasileira, 1999 – 2.a ed.

AGUIAR JÚNIOR, Ruy Rosado de. **Responsabilidade Civil do Médico**. Revista dos Tribunais, São Paulo, v. 718, p. 33-53, ago. 1995.

ARBENZ, Guilherme Oswaldo. Responsabilidade profissional do cirurgião-dentista. In: FRANÇA, Beatriz Helena Sottile. **Responsabilidade Civil e Criminal do Cirurgião-Dentista**. 1993. Tese (Mestrado em Odontologia Legal e Deontologia) – Faculdade de Odontologia, Universidade Estadual de Campinas, Piracicaba.

BASTOS, Celso Ribeiro, 1938 – **Curso de direito constitucional** – 22. ed. Atual. – São Paulo: Saraiva, 2001.

BAÚ, Marilise Kostelnaki. **O contrato de assistência médica e a responsabilidade civil**. Ed. Forense. São Paulo, 2. ed., 2001.

BENJAMIN, AHV. **Comentários ao Código do Consumidor**. São Paulo: Saraiva, 1991.

BENNET, John C.. **As Mecânicas do Tratamento ortodôntico e o Aparelho Pré-Ajustado**. Inglaterra. Ed. Artes Médicas, 1994.

BEVILÁQUA, C. **Código civil dos Estados Unidos do Brasil comentado**. Rio de Janeiro: Ed. Rio, 1958.

BIERWAGEN, Mônica Yoshiza. **Breves comentários sobre o nexo causal nos eventos de causalidade múltipla**. São Paulo, 2002. Disponível em: <http://www.editoraforense.com.br>. Acesso em 10 out 2002.

BITTAR, C. A – **Responsabilidade civil médica, odontológica e hospitalar**. São Paulo: Ed.Saraiva, 1991.

BRANCO, Gerson Luiz Carlos. **Aspectos da Responsabilidade Civil e do Dano Médico**. Revista dos Tribunais, São Paulo, v. 733, p. 53-75, nov. 1996.

BRASIL. Constituição (1988) .**Constituição da República Federativa do Brasil.** Brasília, DF.

BRASIL.Constituição (1988). **Constituição da República Federativa do Brasil.** São Paulo. Ed. RT, 1996.

BRASIL. 1990. Presidência da República. Lei nº 8.080 de 19/09/1990. **Lei Orgânica da Saúde.**

BRUNO, Aníbal. **Direito Penal – Parte Geral – VI.** Rio de Janeiro: Forense, 2ª ed., 1978.

CAHALI, Yussef Said. **Dano Moral.** 2ª ed. São Paulo: Saraiva, 1998.

CALVIELLI, I.T.P. – **O Exercício Ilegal da Odontologia no Brasil**, 1993. Tese (Mestrado em Direito). Faculdade de Direito, Universidade de São Paulo, São Paulo.

_____ O Código de Defesa do Consumidor e o Cirurgião- Dentista como prestador de Serviços. *In*: SILVA, M. **Compêndio de Odontologia Legal.** São Paulo. Medsi, 1997.

CÓDIGO DE ETICA ODONTOLÓGICO . Resolução CFO 179/91, de 19/1/91. Conselho Federal de Odontologia, Rio de Janeiro.

COHEN, S.; SCHWARTZ, S. **Endodontic complication and the law.** J. Endodont. V. 13, n.4, apr., 1989.

CRETELA, Júnior, J. **Comentários à Constituição de 1988**, vol.I, 2ª edição. Rio de Janeiro: Forense, 1988.

CROCE, D. e col. – **Erro Médico e o Direito** – São Paulo: Ed. Oliveira Mendes, 1997.

CUNHA, Alexandre Sanches. **Todas as constituições brasileiras**. Campinas: Bookseller, 2001.

DANTAS, Eduardo Vasconcelos dos Santos. **O seguro de responsabilidade civil e profissional.A falsa profilaxia do erro médico.** In: Jus Navigandi, n. 54. Disponível em:<http://www.jus.com.br/doutrina/texto.asp?id=2645>, acesso em 20 mai 2002.

DARUGE, E. ; MASSINI, N. Responsabilidade profissional do Cirurgião-Dentista em relação à lei civil e penal. In: **Direitos profissionais na Odontologia**. São Paulo: Ed. Saraiva, 1978

DIAS ,José de Aguiar. **Da Responsabilidade Civil.** 10.ed. Rio de Janeiro: Forense,1995. v.II.

DINIZ, Maria Helena. **Curso de direito civil brasileiro**. 9. ed. São Paulo: Saraiva, v. III, p. 42, 1994.

DIREITO, Carlos Augusto. **Responsabilidade médica nas cirurgias estéticas**, *In:*<www.solar.com.br/~amatra/carlosgustavo_1.html>. Acesso em 20 out 2002.

FARAH, E.E. – **Responsabilidade Civil – Guia prático para dentistas, médicos e profissionais de saúde**. São Paulo: QUEST – consultoria e treinamento, 1.a ed. 1998.

FRANÇA, Beatriz Helena Sottile. **Responsabilidade Civil e Criminal do Cirurgião-Dentista**. 1993. Tese (Mestrado em Odontologia Legal e Deontologia). Faculdade de Odontologia, Universidade Estadual de Campinas, Piracicaba.

_____ **O seguro de Responsabilidade Civil Profissional do Cirurgião-Dentista**. 1998. Tese (Doutorado em Odontologia Legal e Deontologia). Faculdade de Odontologia. Universidade Estadual de Campinas, Piracicaba.

FRANÇA, Genival Veloso de. **Direito Médico**. 6. ed. São Paulo : Fundo Editorial BYK-Procienx, 1994.
_____. **Medicina Legal**. 5.ed. Ed. Guanabara Koogan. Rio de Janeiro, 1995.

FREITAS, M.R. et al. **Movimentação ortodôntica-revisão da literatura. Considerações clínica e apresentação de um caso clínico.** Ortod. V.18, n.2, jul/dez. 1985.

GONÇALVES, Carlos Roberto. **Responsabilidade Civil**. 8. ed. São Paulo: Saraiva, 2003.

GOMES, Julio Cezar Meirelles; FRANÇA, Genival Veloso de. **Erro Médico – Um Enfoque Sobre Sua Origem E Suas Conseqüências.** Montes Claros (MG): Unimontes, 1999.

GOMES, 0. **Contratos**.7ª edição. Rio de janeiro: Forense, 1979.

INGLE, John I. **Êxitos y fracassos em Endodoncia**. Rer. Assoc. Odont. Arg. V. 50, n.2, 1962.

JORNAL DA APCD. **Denúncias devem mudar o panorama odontológico**. p.20-21.Fev.1994.

KRUGER, Gustav O . **Cirurgia Bucal e Maxilo-Facial**. Rio de Janeiro. Ed. Guanabara Koogan, 1984 – 5ª ed.

KFOURI NETO, Miguel, **Responsabilidade Civil do Médico**. São Paulo: Ed. Revista dos Tribunais: 3ª edição revista e ampliada, 1999;

_____**Culpa Médica e ônus da prova** – São Paulo : Editora Revista dos Tribunais, 2002.

LEONARDO, Mário Roberto. **Endodontia: tratamento de Canais Radiculares**. São Paulo. Ed. Panamericana, 1982.

LIMA, Gilberto Baumann de. **Culpabilidade do Médico e a "Lex Artis"**, *in* RT 695/427.

LOPES, Maurício Antonio Ribeiro. **Constituição da República Federativa do Brasil**. São Paulo: Editora Revista dos Tribunais, 1996.

LUTZ, Gualter Adolpho. **Erros e Acidentes em Odontologia**. Rio de Janeiro. Ed. Est. De Artes Graph.1938.

MARQUES, Fernando de Oliveira. **Código de Defesa do Consumidor**. São Paulo, RT: 2000.

MEIRELLES, HL. **Mandado de Segurança, Ação Popular e Ação Civil Publica**; 11º edição, São Paulo: Editora Revista dos Tribunais, 1987.

MONTEIRO. Washington de Barros. **Curso de Direito Civil – v. 4 – Obrigações – 1ª Parte**. São Paulo: Saraiva, 1997.

MOYERS, Robert. **Ortodontia**. Rio de Janeiro: Guanabara Koogan. 1979.

NEGRÃO, Theotonio. **Código de processo civil e legislação processual em vigor**. 28.ed. São Paulo: Saraiva, 1997.

NERY JÚNIOR. **Os princípios gerais do código brasileiro de defesa do consumidor**. São Paulo, v.3, p. 44-77,1992.

OLIVEIRA, Marcelo L.L. **Responsabilidade Civil Odontológica**: Belo Horizonte: Del Rey, 2000.

PAIVA, J.G.; ANTONIAZZI, J.H. **Endodontia: Bases para a prática clínica**. São Paulo: Artes Médicas. 1988. cap. 28.

PEREIRA, Caio Mário da Silva. **Responsabilidade Civil**. Rio de Janeiro: Ed. Forense, 1989.

PETRELLI, Eros. **Ortodontia Contemporânea**. São Paulo: Sarvier, 1988.

PIERANGELI, José Henrique. **Códigos penais do Brasil: evolução histórica**. 2.ed.São Paulo:Editora Revista dos Tribunais, 2001.

PRONTUÁRIO ODONTOLOGICO. Portaria CFO 174/92, de 07/12/92, Conselho Federal de Odontologia, Rio de Janeiro.

PRUX, Oscar Ivan. **Responsabilidade Civil do Profissional Liberal no Código de Defesa do Consumidor**. Belo Horizonte: Del Rey, 1998.

RADICCHI, Ronaldo. **Responsabilidade Civil e Criminal do Atendimento Odontológico ao Paciente HIV soropositivo**. 2001. Tese (Mestrado em Odontologia) – Faculdade de Odontologia, Universidade Estadual de Campinas, Piracicaba.

RODRIGUES, Sílvio. **Direito Civil**. V.4. Responsabilidade civil. 18. ed. São Paulo: Saraiva, p.11, 2001.

ROMANELLO NETO, Jerônimo. **Responsabilidade Civil dos Médicos**. São Paulo: Ed. Jurídica Brasileira: 1998.

ROMANI, Nello Francisco e outros. **Atlas de Técnica Endodôntica**. São Paulo. Ed. Panamed, 1986.

ROSENTHAL, Elias. **A odontologia no Brasil. História**. São Paulo. Disponível em:<http://www.geocities.com/athens/837/historia.html>. Acesso em 15 de agosto de 2003.

SAAD, Eduardo Gabriel. **Consolidação das Leis do Trabalho Comentada**. São Paulo. Ed. LTr. 29.ed., 1996.

SAMPAIO, Rogério Marrone de Castro. **Direito Civil – Responsabilidade Civil**. São Paulo: Atlas, 2000.

SÃO PAULO (Estado) . Gabinete do Secretário de Saúde. Resolução SS-15 de 18/01/1999. **Aprova Norma Técnica que estabelece condições para instalação e funcionamento de estabelecimentos de assistência odontológica, e dá outras providências**. Diário Oficial do Estado de São Paulo, São Paulo, v. 109, n.13, Poder Executivo, Seção I, 20 jan. 1999.

SHILLINGBURG, Herbert T., Jr. E outros. **Fundamentos dos Preparos Dentários**. Alemanha. Ed. Quintessence, 1ª ed. 1988.

SILVA, De Plácido e . **Vocabulário Jurídico**. Rio de Janeiro, 1998. Editora Forense.

SILVA, M.S. **Compêndio de Odontologia Legal** : Ed. Médica e Científica Ltda, 1997.

_____ Documentação em Odontologia e sua Importância Jurídica. **Odontologia e Sociedade**, São Paulo, v.1, n.1/2, p.1-3. 1999.

SILVEIRA, Reynaldo Andrade da. **Responsabilidade Civil do Médico**. Revista dos Tribunais, São Paulo, v. 674, p. 57-62, dez. 1991.

SIMPÓSIO SOBRE RESPOSNABILIDADE CIVIL E CRIMINAL DO MÉDICO. 2002 Campinas – São Paulo. Participantes: Miguel Kfouri Neto, Antonio Carlos Mathias Coltro, Heitor Regina, Sebastião Araújo, Allan Zimermmann, entre outros.

SOUZA, Néri Tadeu Câmara. **Responsabilidade civil no erro médico**. Disponível em:<http: // www.conjur.uol.com.br/textos/17106/geocities.com/odontoufpr/historia.html>. Acesso em 30 Ago 2003.

STOCO, Rui. **Iatrogenia e Responsabilidade Civil do Médico**. *in* RT 784/105;

_____ **Responsabilidade Civil e sua interpretação jurisprudencial**. 4ª ed. São Paulo: Revista dos Tribunais, 1999.

TAMBURUS, J.R. **Pesquisa radiográfica dos sucessos e insucessos do tratamento endodôntico**. In: Revista da. Associação Paulista de Cirurgiões Dentistas. V. 37, n.1, jan/fev. 1983.

TAMOTO, M. ;GUERRA, L. ; DARUGE, **O Cirurgião Dentista e o Código de Defesa do Consumidor** .Disponível em:<www.ibemol.com.br>.Acesso em 30 Ago 2002.

TAPAI, Giselle de Melo Braga . **Novo Código civil brasileiro**. Editora Revista dos Tribunais, 2002.

TEPEDINO, Gustavo . **Temas de Direito Civil**. Rio de Janeiro. Ed. Renovar. 2. ed., 2001.

VENOSA, Sílvio de Salvo. **Direito civil: responsabilidade civil**. 3. ed. São Paulo: Atlas, 2003.

WALD, Arnoldo. **Curso de Direito Civil Brasileiro – Obrigações e Contratos**. São Paulo: RT, 2000.

_____ **Curso de Direito Civil Brasileiro,** vol. II, 16ª edição, São Paulo: Editora Revista dos Tribunais, 1983.

_____ in **Dano moral no direito brasileiro**. Disponível em:<www.teiajuridica.com.br> . Acesso em 29 de novembro de 2000.

GLOSARIO

alveolar: se refiere a la cavidad ósea donde se aloja el diente.

anamnesis - examen clínico inicial donde se investigan las condiciones generales de salud del paciente.

angioma – tumor causado por la proliferación de vasos sanguíneos o linfáticos.

bruxismo: es el rechinar de dientes, generalmente inconsciente, que ocurre más en la noche, cuando está durmiendo y causa el desgaste de los dientes.

calcificación: es el cierre del conducto desde el canal interno hasta el diente debido a la deposición de sales minerales dentro de él a través del tiempo.

cariogénico: es lo que tiene el potencial de causar caries en los dientes.

cemento – estructura ósea que cubre la raíz de los dientes.

cementoblastos – estructuras biológicas responsables de la formación de la raíz de los dientes.

cementos – calcificación de los elementos de conexión del diente con el hueso, cementándose en el hueso, con difícil extracción.

endodoncia - especialidad dental que se ocupa de los canales de los dientes.

estomatognático - sistema digestivo del cuerpo humano.

extracción - extracción de dientes.

extracción - eliminación de un elemento dental.

hipoplasia – subdesarrollo de un órgano por efecto de reducción de la proliferación celular.

fibromucosa – tejido que cubre la cavidad oral en su parte interna.

fleimon - inflamación del tejido conectivo subcutáneo y subaponeurótico.

fluorosis - cambio de color causado en los dientes debido al exceso de fluoruro en el agua.

fórceps - instrumento dental utilizado para hacer extracciones dentales.

homeostasis – estado de equilibrio del organismo vivo en relación con sus diversas funciones y la composición química de sus fluidos y tejidos.

enfermedad idiopática que no es consecuencia de otra.

impactado - ocluido, impedido de moverse.

intrusión : ocurre cuando el diente se mueve hacia el alveolo, con su corona a una altura más baja que los dientes adyacentes.

mantenedores: mantienen el espacio de los dientes de hoja caduca o la leche después de su pérdida, con el objetivo de mantener el espacio para la futura eclosión de los dientes permanentes.

ortodoncia - especialidad dental que corrige el posicionamiento dental.

ortognata - en relación con el posicionamiento correcto de las mandíbulas.

osteomielitis – es un tipo de tumor que ocurre en los huesos mandibulares y maxilares, causando su destrucción.

parestesia– trastorno nervioso caracterizado por sensaciones anormales y alucinaciones sensoriales, como falta de sensibilidad en un lado de la cara.

periodoncia – especialidad dental que se ocupa de la menstruación; de las membranas que rodean el diente.

pericemento – membranas que rodean el diente y que sirven para asegurarlo al hueso.

pronóstico - juicio del desarrollo de una enfermedad basado en el diagnóstico.

protuberante: la mandíbula se presenta en un plano avanzado en relación con el maxilar.

pulpitis - dolor agudo del elemento dental, debido al deterioro de la pulpa que existe dentro de él.

retraído : la mandíbula está en una posición retrógrada en relación con la mandíbula.

sellador: es un tipo de resina que se coloca en los dientes para evitar la aparición de caries.

síncope: caída repentina de la presión o colapso circulatorio, acompañado de anemia cerebral y pérdida del conocimiento.

sarro – nombre común que se le da al cálculo, que es la acumulación de suciedad, sales minerales y bacterias que se forman alrededor del límite del diente con la encía.

trepanación - acto de perforación. En endodoncia es el acto de perforar el canal, comprometiendo su integridad, provocando la posible pérdida del mismo.

trismo - cierre involuntario de la boca resultante de la contracción espasmódica de los músculos elevadores de la mandíbula inferior.

ANEXO DE LEGISLACIÓN

A - Constitución Federal

ÍNDICE TEMÁTICO DE LA CONSTITUCIÓN FEDERAL - 1988

CONSUMIDOR

Defensa - CF art. 5, XXXII, y art. 170, V

Derechos; Servicios públicos - CF art. 175, párrafo único, II

Responsabilidad por daños Ao; Legislación concurrente - CF art. 24, VIII

sistema único de salud - CF art. 200, I

TÍTULO II

Derechos y garantías fundamentales

CAPÍTULO I

DERECHOS Y DEBERES INDIVIDUALES Y COLECTIVOS

Artículo 5º Todos son iguales ante la ley, sin distinción de ninguna naturaleza, garantizando a los brasileños y extranjeros residentes en el país la inviolabilidad del derecho a la vida, libertad, igualdad, seguridad y propiedad, en los siguientes términos:

XXXII - el Estado promoverá, en la forma de la ley, la protección del consumidor;

Artículo 24. Corresponde a la Unión, a los Estados y al Distrito Federal legislar simultáneamente sobre:

XII - seguridad social, protección y defensa de la salud;

Título VII

Del Orden Económico y Financiero

CAPÍTULO I

DE LOS PRINCIPIOS GENERALES DE LA ACTIVIDAD ECONÓMICA

Artículo 170. El orden económico, fundado en la valorización del trabajo humano y la libre iniciativa, tiene como objetivo asegurar a todos una existencia digna, de acuerdo con los dictados de la justicia social, observando los siguientes principios:

V - protección del consumidor;

Artículo 175. Es responsabilidad del Poder Público, en la forma de la ley, directamente o bajo régimen de concesión o permiso, siempre mediante licitación, la prestación de servicios públicos.

Párrafo único. La ley dispondrá:

II - los derechos de los usuarios;

SALUD

Acciones y servicios de - CF art. 198

Asistencia a; empresas o capital extranjeros; participación - CF art. 199, § 3

Asistencia a; iniciativa privada; libre participación - CF art. 199, caput

Asistencia a la infancia y a la adolescencia - CF art. 227, § 1

Atención maternoinfantil; apelaciones - CF art. 227, § 1, I

Competencia común de la Unión, los Estados, el Distrito Federal y los Municipios - CF art. 23, II

Ley de todos y deber del Estado - CF art. 196

Institución privada; recursos públicos - CF art. 199, § 2

Municipios; servicio al cliente - CF art. 30, VII

Protección y defensa; legislación concurrente - CF art. 24, XII

Seguridad social; Derecho - CF art. 194

Trabajo; norma de protección - CF art. 7, XXII

Trasplante de órganos humanos; transfusión de sangre - CF art. 199, § 4

SISTEMA UNIFICADO DE SALUD

Alimentos, bebidas y agua; supervisión - CF art. 200, VI

Competencia - CF art. 200

Constitución, organización y financiación CF art. 198

Desarrollo científico y tecnológico; incremento - CF art. 200, V

Instituciones privadas; participación - CF art. 199, § 1

Medicamentos, equipos, inmunobiológicos y productos sanguíneos; producción -CF art. 200, I

Medio ambiente; protección - CF art. 200, VIII

Productos, sustancias y procedimientos - salud; control y supervisión - CF art. 200, I

Productos psicoactivos, tóxicos y radiactivos; control y supervisión - CF art. 200, VII

Recursos humanos; formación - CF art. 200, III

Saneamiento básico; participación - CF art. 200, IV

Salud, epidemiología y vigilancia de la salud - CF art. 200, II

Sección II

SALUD

Artículo 196. La salud es el derecho de todos y el deber del Estado, garantizado a través de políticas sociales y económicas dirigidas a reducir el riesgo de enfermedades y otras lesiones y el acceso universal e igualitario a acciones y servicios para su promoción, protección y recuperación.

Artículo 197. Las acciones y servicios de salud son de relevancia pública, y corresponde al Gobierno disponer, de conformidad con la ley, de su regulación, supervisión y control, y su ejecución debe hacerse directamente o a través de terceros y también por una persona física o jurídica de derecho privado.

Artículo 198. Las acciones y servicios de salud pública forman parte de una red regionalizada y jerárquica y constituyen un sistema único, organizado de acuerdo con los siguientes lineamientos:

I - descentralización, con una sola dirección en cada esfera de gobierno;

II - atención integral, con prioridad para las actividades preventivas, sin perjuicio de los servicios asistenciales;

III - participación comunitaria.

(*) § 1er párrafo único. El sistema único de salud se financiará, de conformidad con el art. 195, con recursos del presupuesto de la seguridad social, la Unión, los Estados, el Distrito Federal y los Municipios, así como otras fuentes. (*) Párrafo único modificado al § 1 por la Enmienda Constitucional No. 29 del 13/09/00:

Párrafo incluido por la Enmienda Constitucional No. 29 del 13/09/00:

"§ 2º La Unión, los Estados, el Distrito Federal y los Municipios aplicarán, anualmente, en acciones y servicios de salud pública recursos mínimos derivados de la aplicación de porcentajes calculados sobre:" (CA)

«I – en el caso de la Unión, en la forma definida de conformidad con la ley complementaria prevista en el artículo 3;" (AC)

"II.- En el caso de los Estados y del Distrito Federal, el producto de la recaudación de los tributos a que se refiere el art. 155 y los recursos de los que se traten las artes. 157 y 159, punto I a) y punto II, menos las parcelas que se transfieren a los respectivos municipios;" (AC)

"III.- En el caso de los Municipios y el Distrito Federal, el producto de la recaudación de impuestos a que se refiere el art. 156 y los recursos de los que se traten las artes. 158 y 159, punto I, letra b), y § 3." (AC)

Párrafo incluido por la Enmienda Constitucional No. 29 del 13/09/00:

"§ 3ª Ley suplementaria, que será reevaluada al menos cada cinco años, establecerá:" (AC)

"I - cuyos porcentajes se tratan en el § 2;" (AC)

"II – los criterios de prorrateo de los recursos de la Unión vinculados a la salud para los estados, el Distrito Federal y los municipios, y los estados destinados a sus respectivos municipios, con el objetivo de la reducción progresiva de las disparidades regionales;" (AC)

"III – las reglas para la supervisión, evaluación y control de los gastos de salud a nivel federal, estatal, distrital y municipal;" (AC)

"IV - las normas para calcular el importe que debe aplicar la Unión." (AC)

Artículo 199. La atención de la salud es gratuita para la iniciativa privada.

§ 1 - Las instituciones privadas podrán participar de manera complementaria del sistema único de salud, de acuerdo con sus lineamientos, mediante contrato o convenio de derecho público, con preferencia a entidades filantrópicas y sin fines de lucro.

§ 2 - Se cierra la asignación de recursos públicos para ayudas o subvenciones a instituciones privadas con ánimo de lucro.

§ 3 - Se cierra la participación directa o indirecta de empresas o capital extranjero

la atención de la salud en el país, salvo en los casos previstos por la ley.

§ 4 - La ley establecerá las condiciones y requisitos que faciliten la extracción de órganos, tejidos y sustancias humanas con fines de trasplante, investigación y tratamiento, así como la recolección, procesamiento y transfusión de sangre y sus derivados, quedando prohibidos todos los tipos de comercialización.

Artículo 200. El sistema único de salud es responsable, además de otras atribuciones, bajo la ley:

I - controlar y supervisar procedimientos, productos y sustancias de interés para la salud y participar en la producción de medicamentos, equipos, inmunobiológicos, hemoderivados y otras sustancias;

II. Llevar a cabo acciones de vigilancia sanitaria y epidemiológica, así como la salud de los trabajadores;

III - ordenar la formación de recursos humanos en el área de la salud;

IV - Participar en la formulación de la política y la implementación de acciones de saneamiento básico;

V - incrementar en su área de actividad el desarrollo científico y tecnológico;

VI - Inspeccionar e inspeccionar los alimentos, incluido el control de su contenido nutricional, así como las bebidas y aguas para el consumo humano;

VII - Participar en el control y supervisión de la producción, transporte, custodia y uso de sustancias y productos psicoactivos, tóxicos y radiactivos;

VIII - Colaborar en la protección del medio ambiente, entendido en el trabajo.

B - Ley 5.081 del 24 de agosto de 1966

Regula el ejercicio de la odontología.

EL PRESIDENTE DE LA REPÚBLICA:

Hago saber que el Congreso Nacional decreta y sanciono la siguiente Ley:

Art. 1º - El ejercicio de la odontología en el territorio nacional se rige por lo dispuesto en la presente Ley.

Art. 2 - El ejercicio de la Odontología en el territorio nacional sólo está permitido al dentista calificado por el colegio o colegio oficial o reconocido, después de la inscripción del diplomado en la Junta de Educación Superior, en el Servicio Nacional de Supervisión de odontología, bajo cuya jurisdicción se encuentra el lugar de su actividad.

Párrafo único. (Vetado).

Art. 3 - La odontología en el territorio nacional podrá ser aquella calificada por escuelas extranjeras, previa revalidación del diploma y cumpliendo los demás requisitos del artículo anterior.

Art. 4 - Se garantiza el derecho al ejercicio de la odontología, con restricciones legales, al egresado en las condiciones mencionadas en el Decreto-Ley Nº 7.718 de 9 de

Julio de 1945, que regularmente calificaba para la práctica profesional, solo dentro de los límites territoriales del Estado donde operaba la escuela o universidad que se graduó.

Art. 5 - Cualquier autorización administrativa es nula de pleno derecho para quienes no estén legalmente calificados para el ejercicio de la odontología.

Art. 6 - El dentista es responsable de:

I - practicar todos los actos pertinentes a la Odontología, derivados de los conocimientos adquiridos en cursos regulares o en cursos de posgrado;

II - prescribir y aplicar especialidades farmacéuticas para uso interno y externo, indicadas en Odontología;

III. Dar fe, en el sector de su actividad profesional, de estados mórbidos y otros, incluyendo, para justificar ausencias al empleo;

IV - Realizar la pericia odontológica en foro civil, penal, laboral y administrativo;

V - aplicar anestesia local y troncular;

VI - utilizar analgesia e hipnosis, siempre que se demuestre que lo permiten, cuando constituyan medios efectivos para el tratamiento.

VII -mantener, adscrito al consultorio, prótesis de laboratorio, equipos e instalaciones aptos para la investigación y análisis clínicos, relacionados con casos específicos de su especialidad, así como dispositivos de rayos X, para diagnóstico, y equipos de fisioterapia;

VIII - prescribir y aplicar medicamentos urgentes en el caso de accidentes graves que comprometan la vida y la salud del paciente;

IX - utilizar, en el ejercicio de la función de perito-dentista, en casos de necropsia, las vías de acceso del cuello y la cabeza.

Art. 7 - El dentista está sellado:

a) exhibir públicamente el trabajo dental y utilizar dispositivos de propaganda para atraer clientes;

b) anunciar la cura de ciertas enfermedades, para las cuales no existe un tratamiento efectivo;

c) ejercicio de más de dos especialidades;

(d) consultas por correspondencia, radio, televisión o medios similares;

e) prestación de servicios gratuitos en oficinas privadas;

f) divulgar los beneficios recibidos de los clientes;

g) anunciar precios de servicios, modalidades de pago y otras formas de comercialización de la clínica que signifiquen competencia desleal.

Art. 8 - (Vetado).

I - (Examinado).

II - (Vetado).

Art. 9 - (Vetado).

a) (Examinado);

b) (Examinado);

c) (Examinado);

d) (Examinado);

e) (Vetado).

Art. 10 - (Vetado).

Parágrafo único. (Vetado).

Art. 11 - (Vetado).

Art. 12 - El Poder Ejecutivo bajará Decreto, dentro de los 90 (noventa)

días, regulando esta Ley.

Art. 13º - La presente Ley entrará en vigor a la fecha de su publicación, derogado el Decreto-Ley Número 7.718 de 9 de julio de 1945, la Ley Nº 1.314 de 17 de enero de 1951, y demás disposiciones en contrario.

Brasilia, 24 de agosto de 1966; 145º de la independencia y 78º de la República.

C - Resolución Nº 185 de 26 de abril de 1993

Título I

Del ejercicio legal de la consolidación las normas de procedimiento en los consejos

de odontología

Título I

Ejercicio jurídico

Capítulo I - Disposiciones preliminares

Artículo 1. Están obligados a registrarse en el Consejo Federal y a registrarse en los Consejos Regionales de Odontología en cuya jurisdicción están establecidos o realizan sus actividades:

a) dentistas) protésicos dentales; c) técnicos de higiene dental) asistentes de consultorios dentales; e) asistentes dentales) especialistas, siempre que así se anuncie o titule) los proveedores de atención dental) laboratorios dentales) otros asistentes profesionales que puedan tener reguladas sus ocupaciones) las actividades que puedan ser, en cualquier forma, vinculada a los Consejos Dentales.

Párrafo único. La inscripción y la inscripción en dos o más categorías profesionales están cerradas en los Consejos Federales y Regionales de Odontología sin la presentación de los respectivos diplomas o certificados de finalización de un curso profesional regular.

Artículo 2. Los Consejos Federal y Regional, obligatoriamente, en las actuaciones investigadas, un plazo máximo de 90 (noventa) días, para cumplir con sus requerimientos.

§ 1. Si los interesados no cumplen los requisitos en los plazos establecidos, deberá rechazarse la reclamación y archivarse el caso.

§ 2. El proceso solo puede no presentarse en caso de requisito específico y cobro de tarifas.

Artículo 3. Solo las personas físicas y jurídicas que cumplan con los requisitos mínimos establecidos en estas normas podrán ser diferidas.

Capítulo II

Actividades privadas del dentista

Artículo 4. El ejercicio de las actividades profesionales privadas del dentista sólo está permitido con el cumplimiento de lo dispuesto en las Leyes 4.324, de 14.04.64 y 5.081, de 24.08.08.66, en el Decreto Nº 68.704, de 03.06.71; y, en estas normas.

§ 1. Depende del dentista:

I - practicar todos los actos relevantes para la odontología que surjan de los conocimientos adquiridos en cursos regulares o en cursos de posgrado;

II - prescribir y aplicar especialidades farmacéuticas para uso interno y externo, indicadas en Odontología;

III. Dar fe, en el sector de su actividad profesional, de los Estados mórbidos y otros, incluso para justificar la falta de empleo;

IV - Realizar la pericia odontológica en foro civil, penal, laboral y administrativo;

V - aplicar anestesia local y troncular;

VI - utilizar analgesia e hipnosis, siempre que estén probadamente calificadas, cuando constituyan medios efectivos para el tratamiento;

VII - mantener, adscrito al consultorio, prótesis de laboratorio, equipos e instalaciones aptos para la investigación y análisis clínicos, relacionados con casos específicos de su especialidad, así como dispositivos de rayos X, para diagnóstico, y equipos de fisioterapia;

VIII - prescribir y aplicar medicamentos urgentes en el caso de accidentes graves que comprometan la vida y la salud del paciente;

IX - utilizar, en el ejercicio de la función de perito dental, en casos de necropsia, las vías de acceso del cuello y la cabeza.

§ 2. El odontólogo podrá operar a pacientes sometidos a cualquiera de los medios de anestesia general, siempre que se cumplan los requisitos de precaución recomendados para su uso.

§ 3. El dentista solo puede realizar trabajo profesional en pacientes bajo anestesia general cuando es realizado por un profesional médico especialista y en un entorno hospitalario que tiene las condiciones necesarias comunes a los entornos quirúrgicos.

§ 4. Los derechos y deberes del dentista, así como lo que se le sella, se explican en el Código de Ética Dental.

§ 5. Se permite el anuncio de acuerdos mantenidos entre clínica dental y entidades, de acuerdo con lo establecido por el CEO.

§ 6. Las siguientes formas de servicio pueden aparecer en impresos, placas o anuncios:

a) atención domiciliaria; y

b) atención a pacientes especiales.

§ 7. Se permite el uso de los términos "prevención" y "rehabilitación" a cualquier dentista que desee registrarse e inscribirse en su clínica, utilizándolos en los respectivos

Denominaciones.

§ 8. El dentista deberá exigir el número de registro en el Consejo Regional al protésico en prótesis dental en los documentos que se le presenten, so pena de establecer un Proceso

Ético.

§ 9. El dentista que, teniendo bajo su supervisión a técnico de higiene dental y/o encargado de consultorio dental, responderá éticamente ante el Consejo Regional respectivo, para permitirles, en cualquier forma, salir de sus funciones específicas.

§ 10. El dentista está obligado a mantener informado al Consejo Regional respectivo sobre la existencia, en su práctica privada o en una clínica bajo su responsabilidad, de un profesional auxiliar.

§ 11. La información a que se refiere el párrafo anterior incluirá el nombre del asistente, la fecha de su ingreso, su profesión y el número de su inscripción en el Consejo Regional.

Artículo 5. Para calificar para el registro y la inscripción, el profesional debe cumplir con uno de los siguientes requisitos:

a) graduarse por el curso de odontología reconocido por el Ministerio de Educación y Deportes;

b) ser graduado por una escuela extranjera, cuyo diploma haya sido revalidado y/o inscrito obligatoriamente para la calificación de ejercicio profesional en todo el territorio nacional;

c) ser egresado por escuela o colegio estatal, que haya trabajado con autorización del gobierno del estado, cuando sea beneficiado por el Decreto-Ley 7.718, de 9 de julio de 1945 y acredite la calificación para ejercer profesionalmente hasta el 26 de agosto de 1966;

d) ser licenciado conforme a los Decretos 20.862 del 28 de diciembre de 1931; 21.703, de 22 de febrero de 1932; o 22.501 del 27 de febrero de 1933; y

e) haber pegado grado inferior a dos (2) años contados a partir de la fecha de la solicitud, siempre que cuente con una declaración de la institución educativa, firmada por una autoridad competente y expresamente expresada, en su totalidad: nombre, nacionalidad, fecha y lugar de nacimiento, número de cédula de identidad y fecha de titulación.

§ 1. El acuerdo de diploma del estudiante solo puede ser aceptado para el registro y la inscripción, cuando no contenga una limosna restrictiva para la práctica profesional en Brasil o haya sido cancelado.

§ 2. En el caso de la letra c), el ejercicio profesional se limitará a los límites territoriales del Estado en el que haya funcionado la escuela.

§ 3. En el caso de la letra d), el ejercicio profesional se limitará a la

localidad para la que se ha expedido la licencia.

§ 4. En el caso previsto en la letra e), la autorización para el ejercicio de la profesión será por el período de 2 (dos) años, contados a partir de la fecha de su grado de.

§ 5. El registro y registro de los profesionales inscritos en los organismos de salud pública hasta el 14 de abril de 1964, podrá realizarse independientemente de la presentación de los diplomas, previo certificado expedido por los organismos competentes.

Artículo 6. Usted está obligado a registrarse e inscribir al dentista en la actuación:

a) de su actividad como autónomo; b) de cargo, función o empleo público, civil o militar, de la administración directa o indirecta, de ámbito federal, estatal o municipal, para cuyo nombramiento, nombramiento, contratación, posesión y ejercicio se requiera o sea necesaria la condición de odontólogo profesional) de la profesión docente, cuando el ejercicio dependa de su diploma de cirujano dentista) de cualquier otra actividad, por empleo o no, para cuyo ejercicio es indispensable la condición de dentista, o egresado de la educación superior, siempre que, en este caso, sólo tenga esa calificación.

Artículo 43. El dentista está restringido al uso de la vía cervical infrahioidea, para escapar del dominio de su área de actividad, así como la práctica de la cirugía estética, con las razones del aparato masticatorio estético-funcional.

Artículo 44. Los dentistas solo pueden realizar cirugías bajo anestesia general, en un entorno hospitalario, cuyo director técnico sea un médico, y que tengan las condiciones de seguridad indispensables comunes a los entornos quirúrgicos, considerando la práctica ética para solicitar y/o realizar anestesia general en el consultorio de un dentista, médico o ambulatorio.

Artículo 45. Solo las cirugías que se pueden realizar bajo anestesia local se pueden realizar en clínicas o clínicas ambulatorias.

Artículo 46. Cuando se logra un éxito letal como resultado de la cirugía dental, debe ser el certificado de defunción proporcionado por el médico que participó en el procedimiento quirúrgico o por el Instituto Médico Legal.

Artículo 47. En los casos de injertos autógenos, cuya región donante está fuera del área buco-maxilofacial, deben ser retirados por los médicos.

Artículo 48. En casos de enfermedades de las glándulas salivales, con expansión o afectación que llegan a regiones fuera de la zona buco maxilofacial, tumores malignos de la cavidad oral y trastornos neurológicos con manifestaciones maxilofaciales, es fundamental que el dentista actúe integrado con el médico.

Artículo 49. En lesiones de interés común para odontología y medicina, referidas en el artículo anterior, el equipo quirúrgico debe estar constituido por un médico y dentista, para el manejo adecuado del resultado previsto, y el equipo está entonces bajo la cabeza del médico.

D - Código de Salude de São Paulo art. 22 a 32.

Artículo 22º –"Los establecimientos de atención odontológica deberán presentar, además de las demás obligaciones que determine la legislación municipal de edificios vigente, las siguientes condiciones relativas a la zona en la que se realizarán los procedimientos dentales:

I - Iluminación que permite una buena visibilidad, sin deslumbramiento ni sombras;
II - Ventilación que permite la circulación y renovación del aire;
III – Revestimientos de pisos con material lavable e impermeable, que permite los procesos de descontaminación y/o limpieza, sin la presencia de grietas, ni discontinuidad;
IV – Muros de mampostería o tabiques de color claro, recubiertos con material lavable e impermeable, que permite los procesos de descontaminación y/o limpieza, sin la presencia de moho o discontinuidades;
V - Revestimientos de color claro, sin la presencia de infiltraciones, grietas o moho
VI- Instalaciones hidráulicas y eléctricas construidas o protegidas por canaletas o canales externos, de forma que no haya depósitos de suciedad en su extensión.

Artículo 23 – Todo el establecimiento de atención dental debe contar con un lavabo con agua corriente, utilizado exclusivamente para el lavado de manos de los miembros del equipo de salud bucal.
I – El lavado de manos es obligatorio para todos los componentes del equipo de salud bucal.
II - El lavabo debe tener:
a – dispositivo que dispensa el contacto de las manos con el grifo o el volante de registro cuando el agua está cerrada;
b) toallas de papel desechables o compresas estériles;
c - jabón líquido.
III – La limpieza y/o descontaminación de artículos no debe realizarse en el mismo lavabo para el lavado de manos.

Artículo 24 – Las Clínicas y Clínicas Modulares deben contar con equipos para la esterilización obligatoriamente fuera del área de servicio.

OBS - Clínicas: se clasifican como clínica dental tipo I y clínica dental tipo II.

Clínica dental tipo I – es el establecimiento de atención dental caracterizado por tener un conjunto de, como máximo 03 consultorios dentales, independientes entre sí, con una sala de espera en común, pudiendo hacer uso o no de equipos de rayos X dentales. - N.T. Artículo 9 - punto II.

Clínica dental tipo II - es el establecimiento de atención dental caracterizado por tener un conjunto de, como máximo 03 consultorios dentales, independientes entre sí, con un área de espera en común, y que mantiene adjunto, laboratorio de prótesis dental, y puede hacer uso o no de equipos dentales X.- N.T. Artículo 9 - inciso III.
Clínica modular - es el establecimiento de la atención dental caracterizada por el cuidado en un solo espacio con área mínima condicionada al número y disposición de equipos dentales, pudiendo hacer uso o no de equipos de rayos X dentales según lo dispuesto en este N.T. - N.T. Artículo 9 - inciso V.
I – En policlínicos, los equipos de esterilización deben instalarse en habitaciones con al menos dos áreas distintas con ventilación independiente, directa al exterior y separadas al techo, con contador de paso, sin flujo de cruce, siendo un área cerrada con punto de agua, cuba y banco para recepción de material contaminado, purga y lavado, y otro para la preparación, esterilización, custodia y distribución del material.

NOTA - Hay dos tipos de Clínicas definidas en N.T.:

Policlínica dental: es el establecimiento de una atención dental caracterizada por un conjunto de más de 03 consultorios dentales, independientes entre sí, e incluso pueden mantener en su interior, clínicas modulares, laboratorios de prótesis dentales, instituto de radiología o documentación radiológica. N.T. Artículo 9 - punto VIII

Policlínica de educación dental: es la policlínica caracterizada por desarrollar actividades dirigidas a la docencia o investigación dental. N.T. Artículo 9 - punto IX.

Artículo 25º - En las modalidades de unidades transportables y unidades móviles se presentarán:
I. Suministro de agua potable en cantidad suficiente para su finalidad prevista, con un depósito de agua potable construido con material que:
a - no contaminar el agua;
b – con superficie lisa, resistente e impermeable;
c) permitir un fácil acceso para la inspección y la limpieza;
d - permitir su agotamiento total;

II - reservorio para la recolección de fluidos del proceso de trabajo desarrollado en la unidad con las siguientes características:
a - construido con material resistente;
b - con superficie lisa e impermeable;
c) permitir un fácil acceso a la inspección y la limpieza;
d – que permite su agotamiento total en el sistema público de alcantarillado u otro dispositivo homologado por normas técnicas ABNT, siendo obligatoria su limpieza y desinfección periódica.

OBS - Se entiende como:

Unidad transportable: aquella instalada en lugares previamente estructurados y con permanencia temporal y debe, para ello, presentar equipos adaptados y adecuados al cuidado dental. N.T. Artículo 10 - punto II - letra a.

Unidad móvil: una caracterizada por estar instalada en o por un vehículo autopropulsado. N.T. Artículo 10 - punto II - letra b.
Los procedimientos dentales, de conformidad con el artículo 10 de la N.T. adoptada por la Resolución SS – 15, del 18 de enero de 1999, podrán realizarse en las siguientes modalidades:

Intra-establecimiento : los realizados dentro del área física del establecimiento de

cuidado dental;

- Establecimiento extra: los que se realizan fuera del área física del establecimiento de atención odontológica El uso de las siguientes unidades: Unidad Transportable, Unidad Móvil y Unidad de Atención Portátil caracterizadas, esta última, por la atención de pacientes con equipos portátiles enfocados principalmente a casos de imposibilidad de locomoción del paciente, incluso en los casos de pacientes hospitalizados.

ZONA DE ESPERA

Funciones

La sala de espera debe ser de al menos 10 metros cuadrados, a excepción de los Consultorios Dentales Tipo I y II cuya zona debe tener el metraje compatible con el número de pacientes dos.

Esta zona debe tener las siguientes características mínimas. de conformidad con el articleículo 26 de la N.T. adoptado por la Resolución SS - 15, del 18 de enero de 1999:

I - proporcionar condiciones para que los pacientes esperen sentados;

II - disponen de ventilación, natural y/o artificial que permite la circulación y renovación del aire.

De acuerdo con el artículo 30 de la n.t. retro citada, en las modalidades de atención extra establecimiento no hay necesidad de un área específica para la espera de pacientes, sin embargo se recomienda que el espacio para ello esté resguardado y observe proximidad al área de atención.

ÁREA DE SERVICIO
Pietaje

Artículo 27 – Los establecimientos de atención odontológica deberán cumplir con los siguientes límites mínimos para las áreas físicas donde se realizarán los procedimientos y el área de espera:

Consultorios dentales tipos I y II - 6 metros cuadrados.

OBS - Entiende por:

- Consultorio dental tipo I - el establecimiento de atención dental caracterizado por tener solo un conjunto de equipos dentales, y puede o no hacer uso de equipos de rayos X dentales. N.T. - Artículo 9 - punto I.

- Consultor dental tipo II - el establecimiento de la atención dental caracterizado por tener un solo conjunto de equipos dentales, y que mantiene anexo, laboratorio de prótesis dentales, y puede hacer uso o no de equipos de rayos - Dental X. N.T. - Artículo 9 - inciso II.

Clínicas dentales tipos I y II y Policlínica; 6 metros cuadrados por oficina instalada: mínimo de 10 metros cuadrados.

Clínica Modular y Policlínica de educación dental: 6 metros cuadrados por sillón dental: mínimo de 10 metros cuadrados.

Instituto de Radiología - Instituto de Odontología - 6 metros cuadrados por dispositivo instalado, obedeciendo a la proporción de un dispositivo por habitación.

Instituto de Documentación Dental: 6 metros cuadrados por dispositivo de radiación ionizante instalado, obedeciendo a la proporción de un aparato por habitación, y 6 metros cuadrados por oficina instalado para realizar las otras actividades.

Artículo 28 – Se deben proporcionar todas las instalaciones de atención dental, además de las áreas para procedimientos dentales y para la espera de pacientes:

I - lugar para archivar;

II - lugar de almacenamiento y envasado de instrumentos y medicamentos.

Artículo 29 – En la modalidad de atención extra del establecimiento, deberá existir área física suficiente para la instalación de sus equipos brindando condiciones de trabajo favorables al equipo de salud bucal.

También es necesario considerar lo que está disponible el decreto N° 12.342, del 27 de septiembre de 1978 en sus Artículos:

Artículo 255 . Los lugares para la atención dental, tales como clínicas dentales (oficiales o privadas), clínicas dentales especializadas y policlínicas dentales populares, salas de emergencia dental, institutos dentales y similares, además de los requisitos relativos a la vivienda y los establecimientos de trabajo en general, deberán cumplir además lo siguiente:
....

III – compartimentos provistos de puertas, separados al revestimiento por paredes o divisiones ininterrumpidas ....

Artículo 256 .- Los establecimientos de los que se trate este capítulo tendrán entrada independiente y no podrán ser utilizados para otros fines, ni servir de paso a otro lugar.

SALUD
NT aprobado por Resolución SS - 15, de 18.01.99
Artículo 31 – Los establecimientos de atención odontológica del tipo consultorio dental deberán contar con un compartimento sanitario para el público, no necesariamente en el área física delimitada por el establecimiento, sino una proximidad al mismo.

Artículo 32 – Las clínicas dentales, las clínicas modulares, los policlínicos dentales, los institutos de radiología y los institutos de documentación dental establecerán un compartimento de salud para:
a - empleados del equipo de salud bucal;
b - para el público del establecimiento.

PARTICIONES

Todos los compartimentos de las instalaciones de atención dental que bordean el área de servicio deben estar separados por paredes o tabiques hasta el techo.

El anexo II de la Resolución SS - 15 de 18 de enero de 1999 constituye la hoja de ruta básica para

La inspección de los Establecimientos de Asistencia Odontológica y la inobservancia de alguno de sus elementos implica el rechazo de la Licencia y/o la aplicación del Aviso de Infracción.

Punto V - 1. requiere: Área de servicio delimitada por pared o tabique hasta el techo, con su propia conexión de alcantarillado para cada oficina".[123]

---

[123]São Paulo (Capital). Resolución SS - 15, del 18 de enero de 1999 Aprueba N.T. Norma Técnica. **Establece las condiciones para la instalación y el funcionamiento de los establecimientos de atención dental, y establece medidas conexas**, 1999.

E - Consolidación del Reglamento de Procedimientos en los Consejos Regionales - DECRETO N° 68.704, DE 3 DE JUNIO DE 1971
Reglamenta la Ley N° 4.324 del 14 de abril de 1964.

El Presidente de la República, haciendo uso de la atribución que le confiere el artículo 81, inciso III, de la Constitución, y en atención a lo dispuesto en el artículo 30 de la Ley N° 4.324 de 14 de abril de 1964, decreta:

CAPÍTULO I

INTRODUCCIÓN

Art. 1° - El Consejo Federal y los Consejos Regionales de Odontología, creados por la Ley N° 4.324 de 14 de abril de 1964, tienen por objeto velar por la ética profesional en todo el territorio nacional, y les corresponde velar y trabajar por el buen concepto de la profesión y de quienes la ejercen legalmente.

Párrafo único. Corresponde a los Consejos Federales y Regionales; también, como órganos de selección, la disciplina y supervisión de la odontología en todo el país, la defensa del libre ejercicio de la profesión, así como el juicio de violaciones a la ley y la ética.

Art. 2 - El Consejo Federal y los Consejos Regionales constituyen, en su conjunto, una Autarquía, con personalidad jurídica de derecho público, dotada de consejos regionales, autonomía administrativa y financiera; sin perjuicio de la subordinación al Consejo Federal, en la modalidad de la Ley 4.324 de 14 de abril de 1964, y del presente Reglamento.

Párrafo único. El Municipio está obligado por el Ministerio de Trabajo y Seguridad Social, para los efectos del Decreto Ley N° 968, de 13 de octubre de 1969.

Art. 3 - El Consejo Federal de Odontología tiene como lugar la capital de la República.

Art. 4.- En cada Capital de Estado, Territorio y Distrito Federal existirá un Consejo Regional de Odontología, nombrado conforme a su jurisdicción, que alcanzará, respectivamente, la del Estado, el Territorio y la del Distrito Federal.

Párrafo único. Si el número de profesionales en un Estado o Territorio no ofrece condiciones de planificación para la instalación de un Consejo Regional, el Consejo Federal podrá incorporar a los profesionales de la región al Consejo Regional que ofrezca mejores condiciones de comunicación y asistencia.

CAPÍTULO II

DEL CONSEJO FEDERAL DE ODONTOLOGÍA

Art. 5 - El Consejo Federal de Odontología está integrado por 9 (nueve) miembros efectivos e igual número de suplentes, con un mandato de tres años, elegidos por votación secreta y mayoría de votos en la asamblea de delegados-electores de los Consejos Regionales.

Art. 6 - El mandato de los miembros del Consejo Federal de Odontología será

meramente honorífico, requiriendo, como requisitos para la elección, la nacionalidad brasileña, la calidad del dentista y el registro en el Consejo Regional.

Párrafo único. La acumulación de un miembro del Consejo Federal con el de un miembro del Consejo Regional es engañosa.

Art. 7º - En la primera reunión ordinaria del Consejo Federal, se elegirá su Consejo Ejecutivo, integrado por el Presidente, vicepresidente, secretario general y tesorero, elegidos de entre sus miembros efectivos.

Párrafo único. Cualquier miembro de la Junta de Funcionarios Ejecutivos podrá ser sustituido por una resolución de 2/3 (dos tercios) de los votos del Consejo, siempre que la medida sea propuesta y aprobada por el Pleno.

Art. 8º - Se procederá a la convocatoria de suplente en los casos de impedimentos, remoción o vacante de miembro efectivo.

Párrafo único. El Presidente podrá convocar suplente para formar el pleno, en caso de ausencia o impedimento ocasional del titular.

Art. 9 - Las responsabilidades del Consejo Federal son:

a) organizar sus estatutos;

b) aprobar el reglamento interno organizado por los Consejos Regionales;

c) elegir al propio Consejo de Administración;

d) votar y modificar el Código de Ética Profesional Dental, previa audiencia de los Consejos Regionales;

e) promover cualquier diligencia o verificación debida derivada del funcionamiento de los Consejos Regionales y adoptar, cuando sea necesario, las medidas apropiadas, incluido el nombramiento de la junta provisional;

f) proponer al Gobierno Federal que enmiende o modifique este reglamento;

g) proporcionar las instrucciones necesarias para el buen funcionamiento de los Consejos Regionales;

h) tomar conocimiento de las dudas planteadas por los Consejos Regionales y resolverlas;

i) en el grado de recurso, convocando a los Consejos Regionales o a cualquier parte interesada, para decidir sobre la inscripción de profesionales, en los Consejos Regionales y sobre las sanciones impuestas por dichos Consejos;

j) proclamar los resultados de las elecciones de los miembros del Consejo Federal para el período de tres años siguiente, y de los Consejos Regionales para el bienio siguiente;

l) aplicar a los miembros de los Consejos Regionales, y a ellos mismos, las sanciones que correspondan a las ausencias practicadas en el ejercicio de su mandato;

m) aprobar su propio presupuesto anual y los consejos regionales;

n) aprobar, anualmente, las cuentas de sí mismos y de los Consejos Regionales, remitiéndolas, dentro de los plazos legales, al Tribunal de Cuentas de la Unión.

Art. 10 - Los ingresos del Consejo Federal consistirán en:

a) 20% (veinte por ciento) de la contribución sindical total, pagada por dentistas;

b) 1/3 (un tercio) de las anualidades cobradas por los Consejos Regionales;

c) 1/3 (un tercio) de la tasa de envío de las carteras profesionales;

d) 1/3 (un tercio) de las multas impuestas por los Consejos Regionales;

e) donaciones y legados;

f) subvenciones oficiales;

g) bienes y valores adquiridos;

CAPÍTULO III

CONSEJOS REGIONALES

Art. 11- Cada Consejo Regional está integrado por 5 (cinco) miembros efectivos y muchos otros suplentes, con mandato bienal, elegidos en votación secreta, por mayoría absoluta de votos de los dentistas registrados, en la región respectiva.

§ 1 - El mandato de los miembros de los Consejos Regionales de Odontología será meramente honorario, requiriendo como requisitos para la elección, la nacionalidad brasileña, el estatus de Dentista y el registro en el respectivo Consejo Regional.

§ 2º - Además de los requisitos mencionados en la 1ª, el dentista que haya sufrido una sanción que implique la suspensión temporal del ejercicio de la profesión no podrá aplicar a un miembro del Consejo Regional.§

Art. 12 - En la primera reunión ordinaria del Consejo Regional, su Junta Ejecutiva, integrada por el Presidente, Secretario y Tesorero, será elegida entre sus miembros efectivos.

Parágrafo Único.- Los miembros de la Junta Ejecutiva serán sustituidos, en sus ausencias o impedimentos, en la forma establecida en sus Estatutos.

Art. 13.- El suplente será convocado en los casos de impedimento, remoción o vacante del Consejero efectivo.

Art. 14 - En caso de necesidad a criterio de la Junta, los suplentes podrán ser convocados para asistir al Consejo Regional en el estudio de los procesos.

Párrafo Único - Los suplentes también pueden ser convocados como miembros de comités y participar en reuniones, pero no tienen derecho a voto.

Art. 15 - El Comité de Toma de Decisiones y el Comité de Ética estarán integrados por Directores efectivos y suplentes, y los demás Comités, que podrán ser creados por los Consejos Regionales, podrán estar integrados por Directores suplentes y Dentistas debidamente inscritos en el Consejo Regional de jurisdicción a la que pertenezcan.

Art. 16 - Los Consejos Regionales podrán designar representantes en cada municipio del territorio de su jurisdicción.

Art. 17- La Asamblea General de cada Consejo Regional son los Dentistas inscritos, que se encuentran en el goce de sus derechos e incluso con la Tesorería.

Parágrafo Único - La inscripción secundaria no autoriza al Dentista a participar en la Asamblea del Consejo en la que está inscrito en esta capacidad.

Art. 18º- A Assembléia Geral, dirigida pelo Presidente do Conselho Regional respectivo, reunir-se-á ordinariamente uma vez por ano, em primeira convocação com maioria absoluta de seus membros e, em segunda convocação, com qualquer número de membros presentes.

§ 1º- No ano da eleição do Conselho Regional, a Assembléia Geral será realizada de 30 a 45 dias antes da data fixada para essa eleição.

§ 2º- As deliberações da Assembléia-Geral serão tomadas por maioria de votos dos presentes.

Art. 19º- À Assembléia Geral compete:

I- Examinar e discutir o relatório anual e as contas da Diretoria;

II - Autorizar a alienação de bens patrimoniais do Conselho;

III - Fixar ou alterar o valor das taxas, emolumentos e contribuições cobradas pelo Conselho;

IV- Deliberar sobre as questões ou consultas submetidas à sua decisão pelo Conselho ou pela Diretoria;

V- Eleger um delegado e respectivo suplente para eleição dos membros efetivos e suplentes do Conselho Federal.

Art. 20º- Aos Conselhos Regionais compete:

a) deliberar sobre inscrição e cancelamento, em seus quadros, de profissionais

Art. 12 - En la primera reunión ordinaria del Consejo Regional, su Junta Ejecutiva, integrada por el Presidente, Secretario y Tesorero, será elegida entre sus miembros efectivos.

Parágrafo Único.- Los miembros de la Junta Ejecutiva serán sustituidos, en sus ausencias o impedimentos, en la forma establecida en sus Estatutos.

Art. 13.- El suplente será convocado en los casos de impedimento, remoción o vacante del Consejero efectivo.

Art. 14 - En caso de necesidad a criterio de la Junta, los suplentes podrán ser convocados para asistir al Consejo Regional en el estudio de los procesos.

Párrafo Único - Los suplentes también pueden ser convocados como miembros de comités y participar en reuniones, pero no tienen derecho a voto.

Art. 15 - El Comité de Toma de Decisiones y el Comité de Ética estarán integrados por Directores efectivos y suplentes, y los demás Comités, que podrán ser creados por los Consejos Regionales, podrán estar integrados por Directores suplentes y Dentistas debidamente inscritos en el Consejo Regional de jurisdicción a la que pertenezcan.

Art. 16 - Los Consejos Regionales podrán designar representantes en cada municipio del territorio de su jurisdicción.

Art. 17- La Asamblea General de cada Consejo Regional son los Dentistas inscritos, que se encuentran en el goce de sus derechos e incluso con la Tesorería.

Parágrafo Único - La inscripción secundaria no autoriza al Dentista a participar en la Asamblea del Consejo en la que está inscrito en esta capacidad.

Art. 12 - En la primera reunión ordinaria del Consejo Regional, su Junta Ejecutiva, integrada por el Presidente, Secretario y Tesorero, será elegida entre sus miembros efectivos.

Parágrafo Único.- Los miembros de la Junta Ejecutiva serán sustituidos, en sus ausencias o impedimentos, en la forma establecida en sus Estatutos.

Art. 13.- El suplente será convocado en los casos de impedimento, remoción o vacante del Consejero efectivo.

Art. 14 - En caso de necesidad a criterio de la Junta, los suplentes podrán ser convocados para asistir al Consejo Regional en el estudio de los procesos.

Párrafo Único - Los suplentes también pueden ser convocados como miembros de comités y participar en reuniones, pero no tienen derecho a voto.

Art. 15 - El Comité de Toma de Decisiones y el Comité de Ética estarán integrados por Directores efectivos y suplentes, y los demás Comités, que podrán ser creados por los Consejos Regionales, podrán estar integrados por Directores suplentes y Dentistas debidamente inscritos en el Consejo Regional de jurisdicción a la que pertenezcan.

Art. 16 - Los Consejos Regionales podrán designar representantes en cada municipio del territorio de su jurisdicción.

Art. 17- La Asamblea General de cada Consejo Regional son los Dentistas inscritos, que se encuentran en el goce de sus derechos e incluso con la Tesorería.

Parágrafo Único - La inscripción secundaria no autoriza al Dentista a participar en la Asamblea del Consejo en la que está inscrito en esta capacidad.

legalizado;
b) supervisar el ejercicio de la profesión;
c) deliberar sobre cuestiones relacionadas con la ética profesional, imponiendo a los infractores las sanciones oportunas;
d) elaborar sus estatutos, sometiéndolos a la aprobación del Consejo Federal;
e) sugerir al Consejo Federal las medidas necesarias para la regularidad de los servicios y la supervisión del ejercicio profesional;
f) resolver dudas sobre la competencia y alcance de las actividades profesionales, con recurso suspensivo ante el Consejo Federal;
g) proporcionar carteras a los profesionales inscritos en sus consejos de administración;
h) promover, por todos los medios a su alcance, el perfecto desempeño técnico-científico y moral de la odontología, de la profesión y de quienes la ejercen;

i) publicar informes anuales de su trabajo y la lista de profesionales registrados;

j) ejercer actos de jurisdicción cometidos por la ley;

l) designar un representante en cada municipio de su jurisdicción;

m) someter a la aprobación del Consejo Federal el Presupuesto y las cuentas anuales.

Art. 21.- Los ingresos de los Consejos Regionales consistirán en:

a) cuota de inscripción;

b) emolumentos y contribuciones;

c) 2/3 (dos tercios) de la comisión de despacho de cartera profesional;

d) 2/3 (dos tercios) de las anualidades pagadas por profesionales inscritos en el Consejo;

e) 2/3 (dos tercios) de las multas impuestas;

f) donaciones y legados;

g) subvenciones oficiales;

h) bienes y valores adquiridos;

§ 1 - Se niega a los Consejos Regionales el cobro de cualesquiera tasas no previstas expresamente en este artículo.

§ 2- La anualidad no podrá ser inferior al 30% (treinta por ciento) del salario mínimo regional.

CAPÍTULO IV

INSCRIPCIÓN EN EL CONSEJO REGIONAL

Art. 22.- Sólo el cirujano dentista inscrito en el Consejo Regional de Odontología, bajo cuya jurisdicción se desarrolla su actividad, estará habilitado para el ejercicio profesional de la Odontología.

Párrafo Único- El ejercicio de actividades profesionales privadas del cirujano-

requiere inscripción en el Consejo Regional respectivo.

Art. 23 - La inscripción debe solicitarse al Presidente del Consejo Regional, con la declaración de nombre completo, afiliación, fecha y lugar de nacimiento, nacionalidad, estado civil, dirección de la residencia y lugar de trabajo, incorporación de la persona interesada, además del título o certificado profesional, tarjeta de identidad y, en el caso de nacidos o naturalizados brasileños, baja con servicio militar y obligaciones electorales.

Parágrafo Único.- El Consejo Regional podrá requerir al solicitante que aporte otros datos o documentos, siempre que los estime necesarios o indispensables para la aprobación del registro.

Art. 24 - La inscripción del profesional sólo se considerará autorizada después de haber sido aprobada en una reunión del Consejo Regional, a la vista de la opinión del Asesor Ponente, y efectuada después del pago de los honorarios adeudados.

Parágrafo Único.- El Consejo Regional inscribirá en su propio libro, de hojas numeradas y rubricadas, la inscripción aprobada, en el mismo mediante la liberación del número asignado al profesional y de los elementos identificativos necesarios.

Art. 25 - Sólo se podrá otorgar la inscripción en el Consejo Regional al profesional que presente uno de los siguientes documentos originales:

a) Diploma de Cirujano Dentista inscrito de acuerdo con la legislación vigente;

b) Diploma de Dentista expedido por Facultad extranjera, revalidado y debidamente legalizado.

c) diploma de Dentista expedido por una Facultad que funcionó con autorización del gobierno del estado, siempre que el portador se haya beneficiado del Decreto-Ley N° 7.718, de 9 de julio de 1945;

d) Licencia práctica de dentista expedida por un organismo estatal de salud dentro del plazo establecido en el Decreto N° 23.540, de 4 de diciembre de 1933, siempre que el permiso se solicitara hasta el 30 de junio de 1934.

§ 1°- Cuando se trate de un profesional beneficiado por el Decreto-Ley N° 7.718, de 9 de julio de 1945, a que se refiere el inciso "c" de este artículo, el Consejo Regional pondrá a disposición en la tarjeta profesional la imposibilidad de traslado a otro Estado y, en el caso de un odontólogo práctico, referido en el punto "d", la autorización para ejercer la odontología únicamente en el lugar para el que fue licenciado.

§ 2° - El registro de profesionales inscritos en organismos de salud pública hasta el 14 de abril de 1964, podrá realizarse independientemente de la presentación de los diplomas, previo certificado aportado por los organismos competentes.

Art. 26 - El Consejo Regional publicará, en su boletín, o en el órgano oficial del territorio de su jurisdicción, la relación de profesionales inscritos en el trimestre, y, por separado, la relación completa de los profesionales que sean miembros de su personal, con número de registro en el Consejo.

Art. 27 - Al profesional inscrito, el Consejo enviará una cartera, de acuerdo con un modelo único que sea aprobado por el Consejo Federal, que le permitirá ejercer la odontología.

Art. 23 - La inscripción debe solicitarse al Presidente del Consejo Regional, con la declaración de nombre completo, afiliación, fecha y lugar de nacimiento, nacionalidad, estado civil, dirección de la residencia y lugar de trabajo, incorporación de la persona interesada, además del título o certificado profesional, tarjeta de identidad y, en el caso de nacidos o naturalizados brasileños, baja con servicio militar y obligaciones electorales.

Parágrafo Único.- El Consejo Regional podrá requerir al solicitante que aporte otros datos o documentos, siempre que los estime necesarios o indispensables para la aprobación del registro.

Art. 24 - La inscripción del profesional sólo se considerará autorizada después de haber sido aprobada en una reunión del Consejo Regional, a la vista de la opinión del Asesor Ponente, y efectuada después del pago de los honorarios adeudados.

Parágrafo Único.- El Consejo Regional inscribirá en su propio libro, de hojas numeradas y rubricadas, la inscripción aprobada, en el mismo mediante la liberación del número asignado al profesional y de los elementos identificativos necesarios.

Art. 25 - Sólo se podrá otorgar la inscripción en el Consejo Regional al profesional que presente uno de los siguientes documentos originales:

a) Diploma de Cirujano Dentista inscrito de acuerdo con la legislación vigente;

b) Diploma de Dentista expedido por la Facultad extranjera, revalidado y debidamente legalizado.

c) diploma de Dentista expedido por una Facultad que funcionó con autorización del gobierno del estado, siempre que el portador se haya beneficiado del Decreto-Ley N° 7.718, de 9 de julio de 1945;

d) Licencia práctica de dentista expedida por un organismo estatal de salud dentro del plazo establecido en el Decreto N° 23.540, de 4 de diciembre de 1933, siempre que el permiso se solicitara hasta el 30 de junio de 1934.

§ 1°- Cuando se trate de un profesional beneficiary por el Decreto-Ley N° 7.718, de 9 de julio de 1945, a que se refiere el inciso "c" de este arículo, el Consejo Regional pondrá a disposición en la tarjeta profesional la imposibilidad de traslado a otro Estado y, en el caso de un odontólogo práctico, referido en el punto "d", la autorización para ejercer la odontología únicamente en el lugar para el que fue licenciado.

§ 2° - El registro de profesionales inscritos en organismos de salud pública hasta el 14 de Abril de 1964, podrá realizarse independientemente de la presentación de los diplomas, previo certificado aportado por los organismos competentes.

Art. 26 - El Consejo Regional publicará, en su boletín, o en el órgano oficial del territorio de su jurisdicción, la relación de profesionales inscritos en el trimestre, y, por separado, la relación completa de los profesionales que sean miembros de su personal, con número de registro en el Consejo.

Art. 27 - Al profesional inscrito, el Consejo enviar una cartera, de acuerdo con un modelo único que sea aprobado por el Consejo Federal, que le á ejercer la odontología.

§ 1 - La tarjeta profesional de la que se trate este artículo será válida como documento de identidad y tendrá fe pública en la forma del artículo 15 de la Ley N° 4.324 de 14 de abril de 1964.

§ 2 - En la historia clínica del dentista se harán anotaciones relacionadas con la actividad profesional, incluyendo elogios y sanciones, a criterio del Consejo.

§ 3- Cuando deje de realizar actividad dental, el profesional devolverá la cartera al Consejo en el que está inscrito.

Art. 28- Después de la inscripción del profesional en los Consejos, se colocará un sello en el reverso del diploma que contiene los datos de registro, firmados por el Presidente y

b) Diploma de Dentista expedido por la Facultad extranjera, revalidado y debidamente legalizado.

c) diploma de Dentista expedido por una Facultad que funcionó con autorización del gobierno del estado, siempre que el portador se haya beneficiado del Decreto-Ley N° 7.718, de 9 de julio de 1945;

d) Licencia práctica de dentista expedida por un organismo estatal de salud dentro del plazo establecido en el Decreto N° 23.540, de 4 de diciembre de 1933, siempre que el permiso se solicitara hasta el 30 de junio de 1934.

§ 1°- Cuando se trate de un profesional beneficiary por el Decreto-Ley N° 7.718, de 9 de julio de 1945, a que se refiere el inciso "c" de este arículo, el Consejo Regional pondrá a disposición en la tarjeta profesional la imposibilidad de traslado a otro Estado y, en el caso de un odontólogo práctico, referido en el punto "d", la autorización para ejercer la odontología únicamente en el lugar para el que fue licenciado.

§ 2° - El registro de profesionales inscritos en organismos de salud pública hasta el 14 de Abril de 1964, podrá realizarse independientemente de la presentación de los diplomas, previo certificado aportado por los organismos competentes.

Art. 26 - El Consejo Regional publicará, en su boletín, o en el órgano oficial del territorio de su jurisdicción, la relación de profesionales inscritos en el trimestre, y, por separado, la relación completa de los profesionales que sean miembros de su personal, con número de registro en el Consejo.

b) Diploma de Dentista expedido por la Facultad extranjera, revalidado y debidamente legalizado.

c) diploma de Dentista expedido por una Facultad que funcionó con autorización del gobierno del estado, siempre que el portador se haya beneficiado del Decreto-Ley N° 7.718, de 9 de julio de 1945;

d) Licencia práctica de dentista expedida por un organismo estatal de salud dentro del plazo establecido en el Decreto N° 23.540, de 4 de diciembre de 1933, siempre que el permiso se solicitara hasta el 30 de junio de 1934.

§ 1°- Cuando se trate de un profesional beneficiary por el Decreto-Ley N° 7.718, de 9 de julio de 1945, a que se refiere el inciso "c" de este arículo, el Consejo Regional pondrá a disposición en la tarjeta profesional la imposibilidad de traslado a otro Estado y, en el caso de un odontólogo práctico, referido en el punto "d", la autorización para ejercer la odontología únicamente en el lugar para el que fue licenciado.

§ 2° - El registro de profesionales inscritos en organismos de salud pública hasta el 14 de Abril de 1964, podrá realizarse independientemente de la presentación de los diplomas, previo certificado aportado por los organismos competentes.

Art. 26 - El Consejo Regional publicará, en su boletín, o en el órgano oficial del territorio de su jurisdicción, la relación de profesionales inscritos en el trimestre, y, por separado, la relación completa de los profesionales que sean miembros de su personal, con número de registro en el Consejo.

Art. 27 - Al profesional inscrito, el Consejo enviar una cartera, de acuerdo con un modelo único que sea aprobado por el Consejo Federal, que le á ejercer la odontología.

§ 1 - La tarjeta profesional de la que se trate este artículo será válida como documento de identidad y tendrá fe pública en la forma del artículo 15 de la Ley N° 4.324 de 14 de abril de 1964.

§ 2 - En la historia clínica del dentista se harán anotaciones relacionadas con la actividad profesional, incluyendo elogios y sanciones, a criterio del Consejo.

§ 3- Cuando deje de realizar actividad dental, el profesional devolverá la cartera al Consejo en el que está inscrito.

Art. 28- Después de la inscripción del profesional en los Consejos, se colocará un sello en el reverso del diploma que contiene los datos de registro, firmados por el Presidente y

Secretario del Consejo.

Parágrafo Único . - En el caso de profesionales formados por escuelas o colegios desaparecidos, que no cuenten con diplomas, se colocará el sello antes mencionado en los certificados proporcionados por el Ministerio de Educación y Cultura por el Ministerio de Salud.

Art. 29 - Si el dentista inscrito en un Consejo Regional de Odontología va a ejercer sus actividades en la región jurisdicción de otro Consejo Regional, estará obligado a solicitar el registro o a solicitar una visa en su cartera.

§ 1 - Si se trata de ejercicio temporal en otra región, entendiéndose así el período de tiempo inferior a 90 (noventa) días, el Dentista presentará su portafolio a ser dirigido por el Presidente del Consejo Regional de la nueva jurisdicción, quien tomará nota del carácter temporal de la autorización y el plazo otorgado.

§ 2 - Si se trata de un ejercicio de forma permanente, dejando al Dentista para realizar actividades en la región en la que estaba previamente matriculado, se le obliga a solicitar el traslado de su inscripción al Consejo que jurisdicción el nuevo lugar de

sus actividades.

§ 3°- La actividad odontológica permanente y simultánea, en las jurisdicciones de más de un Consejo Regional, determina la inscripción obligatoria del Dentista en cada uno de estos Consejos Regionales, constituyendo el primero en registro principal y los demás en inscripciones secundarias, todos anotados en el respectivo documento de identidad profesional.

§ 4 - El Consejo Regional que quiera recibir la solicitud de registro secundario o transferencia, podrá requerir al interesado que presente todos los documentos necesarios para el registro en su marco.

CAPÍTULO V
Secretario del Consejo.

Parágrafo Único . - En el caso de profesionales formados por escuelas o colegios desaparecidos, que no cuenten con diplomas, se colocará el sello antes mencionado en los certificados proporcionados por el Ministerio de Educación y Cultura por el Ministerio de Salud.

Art. 29 - Si el dentista inscrito en un Consejo Regional de Odontología va a ejercer sus actividades en la región jurisdicción de otro Consejo Regional, estará obligado a solicitar el registro o a solicitar una visa en su cartera.

§ 1 - Si se trata de ejercicio temporal en otra región, entendiéndose así el período de tiempo inferior a 90 (noventa) días, el Dentista presentará su portafolio a ser dirigido por el Presidente del Consejo Regional de la nueva jurisdicción, quien tomará nota del carácter temporal de la autorización y el plazo otorgado.

§ 2 - Si se trata de un ejercicio de forma permanente, dejando al Dentista para realizar actividades en la región en la que estaba previamente matriculado, se le obliga a solicitar el traslado de su inscripción al Consejo que jurisdicción el nuevo lugar de

sus actividades.

§ 3º - La actividad odontológica permanente y simultánea, en las jurisdicciones de más de un Consejo Regional, determina la inscripción obligatoria del Dentista en cada uno de estos Consejos Regionales, constituyendo el primero en registro principal y los demás en inscripciones secundarias, todos anotados en el respectivo documento de identidad profesional.

§ 4 - El Consejo Regional que quiera recibir la solicitud de registro secundario o transferencia, podrá requerir al interesado que presente todos los documentos necesarios para el registro en su marco.

CAPÍTULO V

PENAS

Art. 30.- Corresponde al Consejo Regional, en el que estaba inscrito el dentista en el momento del hecho sancionador, aplicar la sanción.

Parágrafo Único.- La jurisdicción disciplinaria establecida en este artículo no deroga la jurisdicción común, cuando el hecho constituya un delito menor o delito previsto por la ley.

Art. 31. Las sanciones disciplinarias aplicables por los Consejos Regionales a los dentistas colegiados son las siguientes:

a) advertencia confidencial, en aviso reservado;
b) censura confidencial, en aviso reservado;
c) censura pública, en publicación oficial;
d) suspensión de la práctica profesional hasta treinta (30) días;
e) Casación del ejercicio profesional, "ad referendum" del Consejo Federal.

Parágrafo Único.- Salvo en los casos de gravedad manifiesta, que requieran la aplicación inmediata de una pena más grave, la imposición de sanciones se ajustará a la gradación de este artículo.

CAPÍTULO VI

DEL PROCESO ADMINISTRATIVO
POR INFRACCIÓN A LA LEY

Art. 32 - El procedimiento de infracción se iniciará:
a) por provocación del Consejero;
b) por provocación de asociación sindical o de clase;
c) por reclamación de un profesional cualificado o de un tercero;
d) por provocación del impuesto del Consejo.

§ 1 - En caso de denuncia, el denunciante formulará lo mismo por escrito, de dos (2) maneras, con una firma reconocida en la primera, señalando los hechos incriminados.

§ 2 - Cuando el imputado sea Consejero, se tramitará la denuncia si se indican los elementos probatorios del hecho alegado.

Art. 33 - Recibida la denuncia, el Presidente del Consejo, si lo considera necesario, hará investigar inmediatamente los hechos incriminados, a través de su servicio de inspección o, si considera probada la infracción, tendrá redactado el expediente respectivo.

Parágrafo Único.- El aviso de infracción será suscrito por uno de los Consejeros del Consejo y calificará la infracción administrativa designada y la sanción que proceda.

Art. 34 - Cuando los hechos incriminados impliquen violación del Código de Ética, el aviso de infracción sólo se redactará con base en la opinión escrita del comité respectivo.

Art. 35 - En el aviso de infracción se dará al infractor el plazo de 10 (diez) días para la defensa y prueba, que contarán a partir de la fecha de entrega de la copia del expediente.

§ 1º - El envío, cuando se realice por correo, se realizará con acuse de recibo.

§ 2 - Cuando el infractor se niegue a recibir la copia de la notificación de infracción u obstruya los escaneos, se procederá al procedimiento, haciendo que la negativa u obstrucción aparezca en la misma.

§ 3 - En caso de que no se encuentre al infractor, el proceso se ejecutará por defecto, siendo designado por el Presidente del Consejo, Defensor Dativo.

§ 4 - El defensor dativo no podrá ser Consejero Efectivo o Suplente.

Artículo 36. Después de que se presente la defensa, el proceso se distribuirá a un Consejero para informar el logro.

Párrafo único. Antes de emitir su dictamen, que debe ser concluyente, el ponente podrá determinar que se presenten nuevas pruebas o solicitar aclaraciones sobre la cuestión de Derecho.

Art. 37 - El juicio podrá ser convertido en diligencia debida, para dilucidar hechos o una cuestión de derecho.

Art. 38 - El resultado del juicio deberá ser comunicado al infractor por escrito, otorgándole un plazo de 30 (treinta) días para apelar.

§ 1º - Cuando se imponga una sanción de multa, el recurso sólo continuará si el solicitante deposita el valor respectivo dentro del plazo del recurso.

§ 2 - El recurso tendrá efecto suspensivo únicamente cuando la resolución constituya sanción de suspensión o casación del ejercicio profesional.

§ 3 - El recurso será remitido al Consejo Federal acompañado de todo el proceso de infracción e información del Consejo Regional.

Artículo 39º - El Consejo Federal considerará la apelación después de que haya sido informada por uno de sus Directores.

Parágrafo Único.- La decisión del Consejo Federal no será apelada, salvo que implique la destitución del mandato de un Director.

Art. 40.- Dada la decisión, el caso será remitido al Consejo Regional para la ejecución de la sentencia.

Art. 41 - El recurso es infundado, en caso de multa, el depósito será apropiado como pago.

Art. 42 - En caso de suspensión o destitución del ejercicio profesional, el Consejo Regional notificará por escrito al interesado, para la recogida de la Tarjeta Profesional, y comunicará el hecho a la autoridad sanitaria de la región y a los organismos públicos competentes, cuando el infractor ejerza funciones públicas.

Artículo 43°.- En caso de destitución del mandato del Director, corresponderá revisar el recurso, con efecto suspensivo, que se interpondrá dentro de los 15 (quince) días, dirigido al propio Consejo Federal.

Art. 44 - El interesado podrá seguir el proceso de infracción, de manera presencial, o a través de un abogado legalmente constituido.

CAPÍTULO VII

DE COBRO JUDICIAL
DE DEUDA ACTIVA

Art. 45 - El cobro judicial de la deuda activa de los Consejos Federal y Regional de Odontología se realizará por el proceso ejecutivo fiscal, regulado en el Decreto-Ley N° 960 del 17 de diciembre de 1938 y legislación posterior.

Parágrafo Único - Se entiende la deuda activa derivada de honorarios, multas, anualidades, contribuciones y honorarios.

Art. 46 - Si no se realiza el pago amistoso de la deuda activa, el Consejo Regional la inscribirá en el libro correspondiente en la misma, haciéndole constar:

I- su origen y naturaleza;
II - el importe adeudado;
III - el nombre del deudor y, cuando sea posible, su domicilio y dirección.

Carrera única. Antes de emitir su dictamen, que debe ser concluyente, el ponente podrá determinar que se presenten nuevas pruebas o solicitar aclaraciones sobre la cuestión de Derecho.

Art. 37 - El juicio podrá ser convertido en diligencia debida, para dilucidar hechos o una cuestión de derecho.

Art. 38 - El resultado del juicio deberá ser comunicado al infractor em escrito, otorgándole un plazo de 30 (treinta) días para a.

§ 1° - Cuando se imponga una sanción de multa, el recurso sólo continue si el applicant deposita el valor respective dentro del plazo del recurso.

§ 2 - El recurso tendrá efecto suspensivo únicamente cuando la resolución constituya sanción de suspensión o casación del ejercicio profesional.

§ 3 - El recurso será remitido al Consejo Federal acompañado de todo el proceso de infracción e información del Consejo Regional.

Artículo 39° - El Consejo Federal considerará la apelación después de que haya sido informado por uno de sus Directores.

Para Único.- La decisión del Consejo Federal no será apelada, excepto que implique la destitución del mandato de un Director.

Art. 40.- Dada la decisión, el caso será remitido al Consejo Regional para la ejecución de la sentencia.

Art. 41 - El recurso es unfounded, en caso de multa, el depósito será propiado as pago.

Art. 42 - En caso de suspensión o destitución del ejercicio profesional, el Consejo Regional notificará in escrito al interesado, para la recogida de la Tarjeta Profesional, y comunicará el hecho a la autoridad sanitaria de la región y a los organismos públicos competentes, cuando el infractor ejerza run públicos.

Artículo 43°.- En caso destitución del mandato del Director, correspond revisar el recurso, con efecto suspensivo, que se interpondrá dentro de los 15 (quince) días, dirigido al propio Consejo Federal.

Art. 44 - El interesado podrá seguir el proceso de infracción, de manera presencial, o a través de un abogado legalmente constituido.

CAPÍTULO VII

DE COBRO JUDICIAL
DEUDA ACTIVA

Art. 45 - El cobro judicial de la deuda activa de los Consejos Federal y Regional de Odontología se realizarpor el proceso ejecutivo fiscal, regulado en el Decreto-Ley N° 960 del 17 de diciembre de 1938 y legislación posterior.

Párrafo Único - Si entiende la deuda activa derivada de honorarios, multas, anualidades, contribuciones y honorarios.

Art. 46 - Si no se realiza el pago amistoso de la deuda activa, el Consejo Regional la inscribirá en el libro correspondiente en la misma, haciéndole report:
I- su origen y naturaleza;
II - el importe adeudada;
III - el nombre del deudor y, cuando sea posible, su domicilio y dirección.

Art. 47 - Para iniciar el proceso, se extraerá el certificado de la deuda activa, procediendo al cobro judicial.

Carrera única. Antes de emitir su dictamen, que debe ser concluyente, el ponente podrá determinar que se presenten nuevas pruebas o solicitar aclaraciones sobre la cuestión de Derecho.

Art. 37 - El juicio podrá ser convertido en diligencia debida, para dilucidar hechos o una cuestión de derecho.

Art. 38 - El resultado del juicio deberá ser comunicado al infractor em escrito, otorgándole un plazo de 30 (treinta) días para a.

§ 1° - Cuando se imponga una sanción de multa, el recurso sólo continue si el applicant deposita el valor respective dentro del plazo del recurso.

§ 2 - El recurso tendrá efecto suspensivo únicamente cuando la resolución constituya sanción de suspensión o casación del ejercicio profesional.

§ 3 - El recurso será remitido al Consejo Federal acompañado de todo el proceso de infracción e información del Consejo Regional.

Artículo 39° - El Consejo Federal considerará la apelación después de que haya sido informado por uno de sus Directores.

Para Único.- La decisión del Consejo Federal no será apelada, excepto que implique la destitución del mandato de un Director.

Art. 40.- Dada la decisión, el caso será remitido al Consejo Regional para la ejecución de la sentencia.

Art. 41 - El recurso es unfounded, en caso de multa, el depósito será propiado as pago.

Art. 42 - En caso de suspensión o destitución del ejercicio profesional, el Consejo Regional notificará in escrito al interesado, para la recogida de la Tarjeta Profesional, y comunicará el hecho a la autoridad sanitaria de la región y a los organismos públicos competentes, cuando el infractor ejerza run públicos.

Artículo 43°.- En caso destitución del mandato del Director, correspond revisar el recurso, con efecto suspensivo, que se interpondrá dentro de los 15 (quince) días, dirigido al propio Consejo Federal.

Art. 44 - El interesado podrá seguir el proceso de infracción, de manera presencial, o a través de un abogado legalmente constituido.

CAPÍTULO VII

DE COBRO JUDICIAL
DEUDA ACTIVA

Art. 45 - El cobro judicial de la deuda activa de los Consejos Federal y Regional de Odontología se realizarpor el proceso ejecutivo fiscal, regulado en el Decreto-Ley N° 960 del 17 de diciembre de 1938 y legislación posterior.

Párrafo Único - Si entiende la deuda activa derivada de honorarios, multas, anualidades, contribuciones y honorarios.

Art. 46 - Si no se realiza el pago amistoso de la deuda activa, el Consejo Regional la inscribirá en el libro correspondiente en la misma, haciéndole report:

I- su origen y naturaleza;
II - el importe adeudada;
III - el nombre del deudor y, cuando sea posible, su domicilio y dirección.

Art. 47 - Para iniciar el proceso, se extraerá el certificado de la deuda activa, procediendo al cobro judicial.

CAPÍTULO VIII

ELECCIONES

Art. 48 - Los miembros efectivos y suplentes del Consejo Federal de Odontología serán elegidos por los Delegados-Electores de los Consejos Regionales en votación que deberá celebrarse por lo menos 30 (treinta) días antes de la finalización del mandato de los Directores en ejercicio.

§ 1°- No es elegible para la función de Delegado-Elector y su suplente el Dentista que preside la Asamblea en la que son elegidos.

§ 2° - La Asamblea de Delegados-Electores será convocada por el Presidente del Consejo Federal, mediante publicación en el "Diario Oficial" de la Unión y correspondencia personal, dirigida a delegados-electores, por lo menos 30 (treinta) días antes de la fecha fijada para su realización.

§ 3- La fecha de la elección, fijada por el Consejo Federal, se anunciará en el "Boletín Oficial" de la Unión al menos 120 (ciento veinte) días antes de su finalización.

§ 4°- Hasta 60 (sesenta) días antes de la fecha fijada para la elección se recibirá en la Secretaría del Consejo Federal el registro de placas, cada una de las cuales contendrá 9 (nueve) nombres de candidatos a miembros efectivos e igual número de candidatos a suplentes, acompañados del "*currículum vitae*" de cada candidato.

§ 5°- Los dentistas de nacionalidad brasileña, inscritos en el Consejo Regional, que no hayan sufrido sanciones, no tengan restricción geográfica al ejercicio profesional, y no sean Delegados-Electores podrán ser incluidos en las placas.

§ 6- El Presidente del Consejo Federal declarará la placa presentada:
(a) por 20 (veinte) dentistas, o
b) por 5 (cinco) presidentes del Consejo Regional.

§ 7° - Cada firmante sólo puede suscribirse a la solicitud de registro de una placa.

§ 8 - Las placas serán numeradas de acuerdo al orden de entrada de los requisitos respectivos en la Secretaría del Consejo Federal.

§ 9º - Hasta 50 (cincuenta) días antes de la fecha fijada para la elección, el Consejo Federal remitirá a todos los Consejos Regionales la lista de las placas inscritas, con los nombres de los respectivos solicitantes y el "currículum vitae" de cada candidato.

§ 10 - Las impugnaciones a cualquier nombre o placa podrán hacerse por escrito y justificadamente hasta 30 (treinta) días antes de la fecha fijada para la elección, debiendo ser evaluadas inmediatamente por la Junta Directiva del Consejo Federal.

§ 11 - Una vez verificado el recurso, el Consejo Federal notificará a sus firmantes, otorgándoles un plazo de 10 (diez) días para la reposición del nombre o placa impugnada.

§ 12º - Una vez verificada la mayoría absoluta de los electores para una de las placas, el Presidente de la Asamblea proclamará el resultado de la elección y redactará el acta respectiva, que será firmada por el Presidente y todos los delegados-votantes.

§ 13 - Si no se alcanza el quórum legal, la segunda elección se llevará a cabo inmediatamente, esta última ejecutando solo las dos placas más votadas.

Art. 49 - Los miembros efectivos y suplentes de los Consejos Regionales serán elegidos por mayoría absoluta de votos de los dentistas inscritos en su junta directiva, en una elección que deberá realizarse por lo menos 60 (sesenta) días antes de la finalización del mandato de los Directores en ejercicio.

§ 1º- Los candidatos deben organizar placas que contengan 5 (cinco) nombres para los miembros de pleno derecho y 5 (cinco) para los suplentes.§ 5º- Los dentistas de nacionalidad brasileña, inscritos en el Consejo Regional, que no hayan sufrido sanciones, no tengan restricción geográfica al ejercicio profesional, y no sean Delegados-Electores podrán ser incluidos en las placas.

§ 6- El Presidente del Consejo Federal declarará la placa presentada:

(a) por 20 (veinte) dentistas, o

b) por 5 (cinco) presidentes del Consejo Regional.

§ 7º - Cada firmante sólo puede suscribirse a la solicitud de registro de una placa.

§ 8 - Las placas serán numeradas de acuerdo al orden de entrada de los requisitos respectivos en la Secretaría del Consejo Federal.

§ 9º - Hasta 50 (cincuenta) días antes de la fecha fijada para la elección, el Consejo Federal remitirá a todos los Consejos Regionales la lista de las placas inscritas, con los nombres de los respectivos solicitantes y el "currículum vitae" de cada candidato.

§ 10 - Las impugnaciones a cualquier nombre o placa podrán hacerse por escrito y justificadamente hasta 30 (treinta) días antes de la fecha fijada para la elección, debiendo ser evaluadas inmediatamente por la Junta Directiva del Consejo Federal.

§ 11 - Una vez verificado el recurso, el Consejo Federal notificará a sus firmantes, otorgándoles un plazo de 10 (diez) días para la reposición del nombre o placa impugnada.

§ 12º - Una vez verificada la mayoría absoluta de los electores para una de las placas, el Presidente de la Asamblea proclamará el resultado de la elección y redactará el acta respectiva, que será firmada por el Presidente y todos los delegados-votantes.

§ 13 - Si no se alcanza el quórum legal, la segunda elección se llevará a cabo inmediatamente, esta última ejecutando solo las dos placas más votadas.

Art. 49 - Los miembros efectivos y suplentes de los Consejos Regionales serán elegidos por mayoría absoluta de votos de los dentistas inscritos en su junta directiva, en una elección que deberá realizarse por lo menos 60 (sesenta) días antes de la finalización del mandato de los Directores en ejercicio.

§ 1º- Los candidatos deben organizar placas que contengan 5 (cinco) nombres para los miembros de pleno derecho y 5 (cinco) para los suplentes..

§ 2º - Las placas se ingresarán a solicitud de al menos 10 (diez) dentistas registrados, aun con la Tesorería y en pleno goce de sus derechos profesionales. La inscripción debe preceder a los 30 (treinta) días de la fecha programada para la elección, y podrá haber impugnaciones de nombres o placa ingresada dentro de las 72 (setenta y dos) horas, siempre que esté motivada y suscrita por 10 (diez) o más Dentistas.

§ 3- La impugnación de candidato o placa sólo podrá ser decretada por el voto de 4/5 (cuatro quintos) de los miembros del Consejo Regional.

§ 4 - De ser reconocida por el Consejo Regional, la impugnación, la placa alcanzada tendrá el plazo de 3 (tres) días para sustituir el nombre o los nombres impugnados.

Art. 50.- La elección se anunciará en el órgano oficial del Estado, del Territorio o del Distrito Federal, y en un periódico de gran circulación, con 30 (treinta) días de anticipación.

§ 1º - El voto es obligatorio y personal en cada elección, excepto la ausencia por enfermedad o fuerza mayor, plenamente comprobada, dentro de los 8 (ocho) días siguientes a la elección.

§ 2º - Por falta injustificada de elección incurrirá el Dentista en una multa del 5% (cinco por ciento) del salario mínimo más alto vigente en el país, pagado el doble en reincidencia.

§ 3º- El Dentista que se encuentre ausente de su zona electoral podrá votar por correo, en doble overcarta, opaco, cerrado, enviado al Presidente del Consejo Regional, a través de una carta con una firma reconocida, y consignado bajo registro en Correos y Telégrafo.

§ 4- Las papeletas recibidas, con las formalidades del párrafo anterior, se computarán hasta la finalización de la votación. La tarjeta de sobrecarta más grande será abierta por el § 2º - Las placas se ingresarán a solicitud de al menos 10 (diez) dentistas registrados, aun con la Tesorería y en pleno goce de sus derechos profesionales. La inscripción debe preceder a los 30 (treinta) días de la fecha programada para la elección, y podrá haber impugnaciones de nombres o placa ingresada dentro de las 72 (setenta y dos) horas, siempre que esté motivada y suscrita por 10 (diez) o más Dentistas.

§ 3- La impugnación de candidato o placa sólo podrá ser decretada por el voto de 4/5 (cuatro quintos) de los miembros del Consejo Regional.

§ 4 - De ser reconocida por el Consejo Regional, la impugnación, la placa alcanzada tendrá el plazo de 3 (tres) días para sustituir el nombre o los nombres impugnados.

Art. 50.- La elección se anunciará en el órgano oficial del Estado, del Territorio o del Distrito Federal, y en un periódico de gran circulación, con 30 (treinta) días de anticipación.

§ 1º - El voto es obligatorio y personal en cada elección, excepto la ausencia por enfermedad o fuerza mayor, plenamente comprobada, dentro de los 8 (ocho) días siguientes a la elección.

§ 2º - Por falta injustificada de elección incurrirá el Dentista en una multa del 5% (cinco por ciento) del salario mínimo más alto vigente en el país, pagado el doble en reincidencia.

§ 3º- El Dentista que se encuentre ausente de su zona electoral podrá votar por correo, en doble overcarta, opaco, cerrado, enviado al Presidente del Consejo Regional, a través de una carta con una firma reconocida, y consignado bajo registro en Correos y Telégrafo.

§ 4- Las papeletas recibidas, con las formalidades del párrafo anterior, se computarán hasta la finalización de la votación. La tarjeta de sobrecarta más grande será abierta por el Presidente de Consejo, que depositará la sobrecarta menor en la urna, sin violar el secreto del voto.

§ 5º- En cada elección se recibirán votos por al menos 6 (seis) horas consecutivas.

Art. 51 - La elección al Consejo Regional se realizará por votación secreta, en la oficina del consejo, y podrá haber otros lugares para recibir los votos, cuando el número de electores exceda de 200 (doscientos), en este caso, cada lugar, 3 (tres) profesionales designados por el Consejo.

§ 1º- El Consejo Regional podrá dividir el territorio de su jurisdicción en zonas electorales, con el propósito de instalar mesas electorales, de manera que cada una tenga al menos 200 (profesionales) en condiciones de votar, designando para cada zona una junta electoral compuesta por 3 (tres) miembros.

§ 2 - Una vez finalizada la votación, el Presidente de cada mesa receptora dispondrá de acta de los trabajos, en el que se declarará el número de votos realizados y los hechos.

§ 3- El acta de los trabajos, la urna y las hojas de votación se enviarán a través de uno de los miembros de la mesa a la oficina del consejo, en una carcasa sellada, que llevará las firmas de los encuestadores y los inspectores.

§ 4º - La zona electoral de la que se trate el 1º podrá abarcar varios municipios vecinos, debiendo elegirse preferentemente los componentes de la junta electoral entre los representantes del Consejo en la región.§

§ 5 - Para votar, el elector se identifica ante la mesa, firma la lista de votación, recibe la boleta única en la que se registran las placas competidoras, identificada por el número de orden de la solicitud de registro; va a la cabaña, dobla la papeleta y la deposita en la urna.

Artículo 52º - El Presidente del Consejo, recibido en las urnas, determinará, en un plazo máximo de cinco (5) días, su cálculo.

§ 1 - El voto por correo sólo se determinará si se recibe hasta el final de la votación.

§ 2º - Después del cálculo, el Presidente del Consejo declarará elegida la placa que obtenga la mayoría absoluta de los votos de los Dentistas inscritos e informará del resultado al Consejo Federal de Odontología, para su proclamación.

§ 3- Si no se obtiene la mayoría absoluta, la elección se repetirá dentro de los 20 (veinte) días, con las dos placas más votadas, considerando elegidas a las que se obtiene la mayoría absoluta de los electores.

§ 4º- Persistiendo la falta de número, el Presidente del Consejo Federal de Odontología, oído el Pleno, nombrará Dentistas, para integrar, con carácter provisional, el Consejo Regional, de conformidad con el inciso "e", artículo 4 de la Ley Nº 4.324, de 14 de abril de 1964.

Art. 53 - Si no hay recurso motivado dentro de las 72 (setenta y dos) horas, el Consejo Federal de Odontología proclamará el resultado de la elección.

Art. 54.- Proclamado el resultado de la elección, los nuevos miembros del Consejo Regional serán juramentados por el Presidente cuyo mandato se extingue.

CAPÍTULO IX

DISPOSICIONES GENERALES

Art. 55 - El Consejo Federal podrá intervenir en los Consejos Regionales, nombrando Junta provisional para sanear irregularidades y promover elecciones, en una de las siguientes hipótesis:

a) inoperabilidad manifiesta del Consejo Regional;
b) el incumplimiento por parte del Consejo de las normas legales o resoluciones del Consejo Federal.

§ 1 - El acto de intervención, que será determinante en la destitución de los miembros en ejercicio del Consejo Regional, será precedido por una investigación sumaria por delegado especial y sólo será promulgado por el voto de 2/3 (dos tercios) del Consejo Federal.

§ 2- La Junta provisional dispondrá de un plazo máximo de 180 (ciento ochenta) días para volver a escanear las irregularidades y convocar la elección de los nuevos miembros del Consejo Regional, permitiéndose la participación de la junta directiva provisional en las placas concursantes.

§ 3°- Cumplida su misión, la Junta Provisional informará de sus actividades al Consejo Federal, incluyendo el resultado de la elección y solicitud de proclamación de los elegidos.

Artículo 56°.- En los plazos que se establezcan en resolución, los Consejos Regionales remitirán al Consejo Federal la propuesta de presupuesto anual y la rendición de cuentas, así como el estado de ingresos recaudados, acompañado de la cuota adeudada al Consejo Federal.

Artículo 57°. El Consejo Federal y los Consejos Regionales de Odontología están sujetos a las normas establecidas en el Código De Contabilidad Pública Federal y legislación complementaria.

Art. 58 - El Consejo Federal y los Consejos Regionales de Odontología pueden instituir una revista para la difusión de sus actividades.

Art. 59 - El personal al servicio del Consejo Federal y de los Consejos Regionales de Odontología se rige por la legislación laboral y está registrado en el Instituto Nacional de la Seguridad Social.

Art, perdón. 60.- El Consejo Federal de Odontología actuará ante los órganos competentes para que le sean transferidos por un monto igual al 40% (cuarenta por ciento) de la totalidad de la contribución sindical pagada por los dentistas en 1964, en la forma del artículo 26 de la Ley N° 4.324, de 14 de abril de 1964, y al 20% (veinte por ciento) de la totalidad de la contribución sindical pagada por los mismos profesionales en los años siguientes, en la forma del art. 8.a) de dicha Ley.

Art. 61. Mientras no se elabore y apruebe el Consejo Federal de Odontología, el Código de Ética Dental, después de escuchar a los Consejos Regionales, estará vigente, con la salvedad del artículo 16, el "Código de Ética Profesional de la Unión Dental Brasileña", aprobado por el Consejo Nacional Deliberante de la Unión Dental Brasileña, actual Asociación Dental Brasileña, en el VI Congreso Dental Brasileño.

Art. 62. De acuerdo con la Ley N° 4.324, de 14 de abril de 1964, el Poder Ejecutivo tomará medidas para la instalación digna de los consejos regionales en el Distrito Federal y en las Capitales de los Estados y Territorios, en la medida de lo posible en los edificios públicos.

Art. 63°. El Consejo Federal de Odontología rebajará las resoluciones que se estimen necesarias para el pleno funcionamiento de los Consejos Regionales, complementando el presente Reglamento.

Art. 64- Banco do Brasil S.A. transferirá a la cuenta del Consejo Federal de Odontología la participación del 20% (veinte por ciento) de la contribución sindical pagada por Dentistas en todo Brasil, independientemente de la autorización de los sindicatos interesados.

Art. 65° - El presente Decreto entrará en vigor en la fecha de su publicación, derogando las disposiciones en contrario.

Brasilia, 3 de julio de 1971;
150° de la Independencia y 83° de la República.

EMILIO G. MEDICI
José Flávio Pécora
Jargas G. Birdie
Julio Cucaracha

F - Resolución CFO - 179/91 - Código Ético Dental

Código de Ética Dental (APROBADO POR RESOLUCIÓN CFO-179, DE 19 DE DICIEMBRE DE 1991)(Modificado por el Reglamento Nº 01, 05.06.98)El texto se basó en el Informe Final de la 1ª CONFERENCIA NACIONAL DE ÉTICA DENTAL - I CONEO, celebrada en Vitória(ES), por el Consejo Federal y Consejos Regionales de Odontología, en 1991.Resolución CFO - 179/91 Deroga el Código de Ética Dental aprobado por Resolución CFO-151, 16 de julio de 1983 y aprueba otro en vigor. El Presidente del Consejo Federal de Odontología, en el ejercicio de sus funciones regimentales, cumpliendo la deliberación del Pleno, en sesión extraordinaria, celebrada en esta fecha, RESUELVE: Art. 1. Queda derogado el Código de Ética Dental, aprobado por resolución CFO/151 del 16 de julio de 1983.Art. 2. Se aprueba el Código de Ética Dental, que se publica.Art. 3. La presente Resolución entrará en vigor el 1º de enero de 1992. Río de Janeiro, 19 de diciembre de 1991.ORLANDO LIMONGI, CD JOÃO HILDO DE CARVALHO FURTADO, CD SECRETARIO GENERAL ESIDENTE

CAPÍTULO I. PRELIMINARIO PROVISIONES. Art. Primero. El Código de Ética Dental regula los derechos y deberes de los profesionales y entidades con inscripción en los Consejos de Odontología, de acuerdo con sus específicas. Art. 2. La odontología es una profesión que se ejerce, en beneficio de la salud del ser humano y de la colectividad, sin discriminación alguna en ninguna forma o pretexto.

CAPÍTULO II. DOS DERECHOS FUNDAMENTALES. Art. Tercero. Derechos fundamentales de los profesionales colegiados, según sus atribuciones específicas: I - a diagnosticar, planificar y ejecutar tratamientos, con libertad de convicción, dentro de los límites de sus atribuciones, observados el estado actual de la ciencia y su dignidad profesional; II - salvaguardar el secreto profesional; III - contratar servicios profesionales de acuerdo con los preceptos de este Código; IV - negarse a ejercer la profesión en el ámbito público o privado cuando las condiciones de trabajo no lo hagan son dignos, seguros y saludables.

CAPÍTULO III DE DEBERES FUNDAMENTALESAR. 4º. Son deberes fundamentales de los profesionales colegiados :I - ejercer la profesión manteniendo un comportamiento digno; II - mantener actualizados los conocimientos profesionales y culturales necesarios para el pleno desempeño de la práctica profesional; III - garantizar la salud y la dignidad del paciente; IV - mantener el secreto profesional; V - promover la salud colectiva en el desempeño de sus funciones, cargos y ciudadanía, independientemente de si ejercen la profesión en el sector público o privado; VI - preparar los registros clínicos de los pacientes, manteniéndolos en su propio archivo; VII.- Señalar las deficiencias en los reglamentos y normas de las instituciones en las que se desempeñan, cuando las considere indignas para el ejercicio de la profesión o perjudiciales para el paciente, y deberá dirigirse, en tales casos, a los órganos competentes; VII. Señalar las deficiencias en los reglamentos y normas de las instituciones en las que se desempeñan, cuando las considere indignas para el ejercicio de la profesión o perjudiciales para el paciente, y deba dirigirse en tales casos, a los órganos competentes; VIII - abogar por la armonía en clase; IX. Abstenerse de la práctica de actos que impliquen la mercantilización de la odontología o su mala conceptualización; X - asumir la responsabilidad de los actos realizados; XI - salvaguardar la privacidad del paciente durante todo el servicio.

Capítulo V. DO RELACIÓN
Sección I
Con Paciente.
Art. 6. Constituye una infracción ética: I - exagerar en el diagnóstico, pronóstico o

terapia; II - no aclarar adecuadamente los propósitos, riesgos, costos y alternativas de tratamiento; III - realizar o proponer un tratamiento innecesario o para el que no esté calificado; IV - abandonar al paciente, salvo por causas justificadas, circunstancia en la que se conciliarán los honorarios y el sustituto indicado; V - no atender a un paciente que busca atención profesional en caso de emergencia, cuando no hay otro dentista en condiciones de hacerlo; VI - iniciar el tratamiento de menores sin autorización de sus tutores o representantes legales, excepto en casos de urgencia o emergencia; VII - faltar al respeto o permitir que el paciente sea irrespetado; VIII. Adoptar nuevas técnicas o materiales que no cuenten con evidencia científica efectiva; IX.- Aportar un certificado que no se corresponda con la veracidad de los hechos codificados (cid) o de los que no hayan participado.

Sección II
Con el Equipo de Salud:

Artículo 7. En la relación entre los miembros del equipo de salud, se mantendrá el respeto, la lealtad y la colaboración técnico-científica.

Art. 8. Constituye un delito ético: I - desviar al cliente del colega; II - asumir el empleo o función que suceda al profesional despedido o removido en represalia por la actitud de defensa de la circulación legítima de la categoría o aplicación de este código; III. Practicar o permitir que se practique la competencia desleal; IV. Estar confabulado en errores técnicos o infracciones éticas; V - negar injustificadamente la colaboración técnica de emergencia o los servicios profesionales a los colegas; VI . Criticar el error técnico-científico del colega ausente, excepto a través de la representación ante el Consejo Regional; VII - explotar al colega en las relaciones laborales o al compartir honorarios; VIII.- Asignar oficina o laboratorio, sin cumplimiento de la legislación pertinente; IX - Utilización de servicios prestados por profesionales no cualificados legalmente.

Capítulo VI
DO SECRETO PROFESIONAL

Artículo 9. Constituye una ofensa ética:

I - revelar, sin justa causa, un hecho confidencial del que usted es consciente debido al ejercicio de su profesión;

II - descuido en la orientación de sus empleados respecto al secreto profesional. § 1. Se entiende como causa justa, principalmente: a) notificación obligatoria de enfermedad;

b) colaboración con la justicia en los casos previstos por la ley; c) pericia dental dentro de sus límites exactos; d) defensa estricta del interés legítimo de los profesionales registrados; e) divulgación de un hecho confidencial al responsable del incapacitado.

§ 2°. No constituye vulneración del secreto profesional la declinación del tratamiento realizado, en el cobro judicial de honorarios profesionales.

Capítulo VIII
DE LAS ESPECIALIDADES

Arte. 12°. El ejercicio y convocatoria de las especialidades en Odontología deberá ajustarse a lo dispuesto en este Capítulo y a las normas del Federal.

Art. 13°. El especialista, atendiendo al paciente adelantado por el dentista, actuará únicamente en el área de su especialidad. Párrafo único. Después de la atención, el paciente será devuelto con el pertinentes.

Art. 14. Está vetado para llamarse a sí mismo un experto sin registro en el Regional.

Art. 15°. Para fines de diagnóstico y tratamiento, el especialista puede consultar con otros profesionales.

Capítulo IX
DA ODONTOLOGÍA HOSPITALARIAR.
Art. 16º. Es responsabilidad del dentista hospitalizar y asistir a los pacientes en hospitales públicos y privados, con y sin carácter filantrópico, respetando las normas técnicas y administrativas de instituciones.
Art. 17. Las actividades odontológicas realizadas en el hospital deberán ajustarse a las normas del Federal.
Art. 18º. Constituye una infracción ética, incluso en un entorno hospitalario, realizar una intervención quirúrgica fuera del ámbito de la odontología..

Capítulo X
DE ENTIDADES PROVEEDORAS DE SERVICIOS DE SALUD BUCODENÚR. 19º. Las clínicas, cooperativas, empresas y otros proveedores y/o contratistas de servicios dentales se aplican a las disposiciones de este Capítulo y las del Consejo Federal.

Artículo 20. Los profesionales colegiados, cuando sean titulares, o el responsable técnico responderán solidariamente con el infractor por infracciones éticas cometidas.
Art. 21. Las entidades mencionadas en el artículo 19 están obligadas a:I - mantener la calidad técnico-científica del trabajo realizado; II - proporcionar al profesional las condiciones mínimas de instalaciones, recursos materiales, humanos y tecnológicos definidos por el Consejo Federal de Odontología, que aseguren su desempeño pleno y seguro, excepto en condiciones de emergencia o peligro inminente de vida; III - mantener auditorías dentales constantes, a través de profesionales capacitados; IV - estar restringido a la elaboración de planes o programas de salud bucal que cuenten con apoyo técnico, administrativo y financiero; V - mantener informados a los usuarios sobre las funciones disponibles para los atender.
Artículo 22. Constituye una infracción ética: I - proclamar ventajas poco realistas para establecer competencia con entidades similares; II - ofrecer un tratamiento por debajo de los estándares de calidad recomendados. III - ejecutar y publicitar trabajos gratuitos con fines de aseo; IV - anunciar especialidades sin los respectivos registros de expertos en el Consejo Regional; V - utilizar el poder económico para establecer competencia con entidades o profesionales similares de manera individual; VI - proponer remuneración por los servicios prestados por profesionales vinculados a ella en bases inferiores a la Tabla Nacional de Convenios y Acreditaciones. VIII - no mantener informados a los usuarios sobre los recursos disponibles para el servicio y no responder a sus quejas.

Capítulo XII
DAS ENTIDADES DE CLASSE
Art. Veinticinco. Corresponde a las entidades de la clase, a través de su presidente, realizar las comunicaciones pertinentes que sean de indiscutible interés público. Párrafo único. Esta cesión podrá ser delegada, sin perjuicio de la responsabilidad solidaria de titular.
Art. 26. El presidente y el infractor son responsables de las infracciones éticas cometidas en nombre de entidad.
Art. 27. Constituye una infracción ética:
I - utilizar la entidad para su propia promoción o ventajas personales; II - dañar moral o materialmente a la entidad; III. Utilizar el nombre de la entidad para promocionar productos comerciales sin que hayan sido probados y comprobados su eficacia en la forma de la Ley;
IV. Faltar el respeto a la entidad, injuriar o difamar a sus directores.

Capítulo XIII (*)

COMUNICACIÓN

Arte. 28. La comunicación en Odontología se ajustará a lo dispuesto en este Capítulo y a las especificaciones de los Consejos Regionales, aprobadas por el Consejo Federal. Sección .Do Anuncio, Propaganda y Publicidad. Veintinueve. Los anuncios, publicidad y publicidad podrán realizarse a través de los medios de comunicación, siguiendo los preceptos de este Código y la veracidad, decencia, respetabilidad y honestidad.

Art. 30. En los anuncios, signos e impresos deben aparecer: - el nombre del profesional;- la profesión;- el número de inscripción en el Consejo Regional. Párrafo único. También puede incluir: I - las especialidades en las que está matriculado el dentista; II - los títulos de formación académica "stricto sensu" y la profesión docente;III - dirección, teléfono, fax, dirección de correo electrónico, horas de trabajo, acuerdos y a creditaciones; - instalaciones, equipos y técnicas de tratamiento; V - logotipo y/o logotipo; - la expresión "MÉDICO GENERAL", por parte de los profesionales que realizan actividades relevantes para la odontología derivadas de los conocimientos adquiridos en el transcurso de graduação.

Art. 31º. Constituye una infracción ética:I - anunciar precios y modalidad de pago;II - anunciar valores que no tiene; III - técnicas publicitarias y/o tratamientos que no tienen prueba científica; IV - criticar técnicas utilizadas por otros profesionales por ser inadecuadas u obsoletas;V - consultar, diagnosticar o prescribir tratamiento a través de cualquier vehículo de comunicación masiva, así como permitir que su participación en la difusión de asuntos dentales deje de tener un carácter exclusivo de aclaración y educación de la comunidad;VI - divulgar nombre, dirección o cualquier otro elemento que identifique al paciente, salvo con su consentimiento libre e informado, o su tutor legal; VII - atraer a los pacientes; VIII - inducir a la opinión pública a creer que existe una reserva de acción clínica para ciertos procedimientos;IX - anunciar la especialidad dental no regulada por el Consejo Federal de Odontología; X - divulgar o permitir observaciones públicas sobre el desempeño clínico o cualquier manifestación relacionada con el desempeño de otro profesional.

Artículo 32. Las empresas que exploran las diversas ramas de la odontología, tales como clínicas, cooperativas, planes de atención médica, seguros, acreditaciones, administradores, intermediarios, aseguradoras de salud y congéneres, aplican las reglas de este Capítulo.

Capítulo XIV
DA INVESTIGACIÓN CIENTÍFICA

Art. 35º. Constituye una violación ética: I - incumplimiento de las normas del órgano competente y de la legislación en materia de investigación sanitaria; II - utilizar animales de experimentación sin objetivos claros y honestos para enriquecer los horizontes del conocimiento dental y, en consecuencia, ampliar los beneficios para la sociedad; III - faltar el respeto a las limitaciones legales de la profesión en casos de experiencia in anima nobili; IV. Violar la legislación que regula el uso del cadáver para el estudio y/o ejercicio de técnicas quirúrgicas; V - infringir la legislación que regula los trasplantes de órganos y tejidos post mortem y del "propio cuerpo vivo"; VI- realizar investigaciones sobre un ser humano sin que éste o su tutor, o representante legal, hayan dado su consentimiento por escrito después de haber sido debidamente informado sobre la naturaleza y consecuencias de la investigación; VII - utilizar, experimentalmente sin autorización de la autoridad competente, y sin el previo conocimiento y consentimiento del paciente o de su representante legal, cualquier tipo de terapia aún no liberada para su uso en el país.

Capítulo XV

DE LAS PLUMAS Y SUS APLICACIONES

Artículo 36. Los preceptos de este Código son obligatorios y su violación someterá al infractor y a quien, en todo caso, con él a competir por la infracción, las siguientes sanciones previstas en el artículo 17 del Estatuto de 10 de julio de 1998:

I - Advertência reservada;

II - Censura pública;

III - suspensión del ejercicio profesional, hasta ciento ochenta (180) días, "ad referéndum" del Consejo Federal;

IV - Juicio político al ejercicio profesional "ad referéndum" de la Federal.(*) Redacción dada por el Estatuto aprobado en 10.07.98.Art. 37. Salvo en los casos de gravedad manifiesta y que requieran la aplicación inmediata de una sanción más grave, la imposición de sanciones se ajustará a la gradación del artículo anterior.

Parágrafo único. La gravedad se evalúa por la extensión del daño y su conseqüencias
.Art. 38º. Se considera de gravedad manifiesta, especialmente: I - imputar a alguien un hecho poco ético que lo conoce inocente, causando el establecimiento de un proceso ético; II - encubrir o dar fe del ejercicio ilegal de la profesión; III - ejercer, después de haber sido alertado, la actividad dental en una entidad ilegal, inidônea o irregular; IV - ocupar un puesto cuyo profesional ha sido removido de ella debido a un movimiento de clase; V. Ejercer un acto privado de dentista, sin estar legalmente calificado para ello; VI. Mantener la actividad profesional durante el plazo de sanción suspensiva; VII - practicar o realizar actividades torpe.

Art. 39º. La alegación de ignorancia o mala comprensión de los preceptos de este Código no excluye la pena infrator.

Art. 40. Estas son circunstancias que pueden mitigar la pena:I - no haber sido condenado antes por ofensa ética;II - han reparado o mitigado la dano.Art. 41. Acumulativamente, podrá aplicarse al infractor una sanción pecuniaria que variará de una a cincuenta veces el valor de la annina vigente, pudiendo convertirse también en servicio comunitario gratuito, a requerimiento de la apenado. (*) Redacción dada por el Estatuto aprobado el 10.07.98.

Capítulo XVI
DISPOSICIONES FINALES.

42º. El profesional condenado por delito ético a las penas previstas en el artículo 36 de este Código, podrá ser sometido a rehabilitación, en la forma prevista en el Código de Proceso Odontológico Ético.

43º. Las modificaciones a este Código son competencia exclusiva del Consejo Federal, oído el Regionales.

Art. 44. Este Código entrará en vigor el 1 de enero de 1992.

G - Jurisprudencia

El error dental y anestésico apoyará una pensión mensual de casi R$ 7.000.

Casi nueve años después de la malograda cirugía dental que derivó en estado vegetativo del menor Francis Aguiar, el odontólogo Irani Zanettini y el anestesiólogo Vilmar Molon fue condenado en una acción civil, que ha estado pendiente desde julio de 1997. La sentencia es de la jueza Viviane Miranda Becker, del 3er Tribunal Civil de Caxias do Sul. El médico y el dentista tendrán que pagar una pensión vitalicia de 37,95 salarios mínimos mensuales (R$ 6.831,00). Desde julio de 1997, los dos profesionales han estado pagando 24 salarios mínimos (R$ 4.320,00), para pagar parte del tratamiento de Francisco. También se espera que paguen una pensión alimenticia de un salario mínimo desde el 14 de enero de 1993, cuando Francisco se sometió al procedimiento y nunca abandonó el estado vegetativo. El costo del tratamiento varía entre R$ 5.000 y R$ 6.000 por mes, incluyendo medicamentos, mantenimiento de enfermeras, pañales y fisioterapia. El dentista y el anestesiólogo aún tendrán que pagar R $ 130 mil, corregidos, desde la fecha del hecho. Esta cantidad, según el padre de Solón Francisco, se refiere a lo gastado por la familia en los primeros cuatro años de tratamiento. *"Tuvimos que vender bienes raíces y pedir dinero para familiares",* recuerda, hablando con el periódico The Pioneer. La indemnización por daños morales se estipuló en 800 salarios mínimos: 400 para los jóvenes y 400

JUDICATURA
DISTRITO DE PARANAVAÍ - JUZGADO 1º PENAL

Visto y examinado estos expedientes penales,
registrado con el Nº 23/97, en el que el Ministerio de
Público y acusado Fulano

I - INFORME

El agente del Ministerio Público con atribuciones en esta Región ofreció denuncia contra Fulano, brasileño, soltero, dentista (CRO/SP nº X X X, nacido en SP, en X X, hijo de PAI y MÃE, residente en esta ciudad, en RUA X X X X, junto al nº X X X X X, por la práctica del siguiente hecho delictivo:

"El 3 de junio de 1995, de 17:0.m 0 a 19:00 horas.m., en el despacho del imputado, ubicado en la calle XXXXXXX, junto al número X X X X, el odontólogo Fulano, actuando culpablemente con manifiesta imprudencia, descuidando los deberes básicos de su profesión, arte y oficio, al someter a la víctima [Cicrano] a un procedimiento dental consistente en la extracción de un diente. (tercer molar), fracturó el diente y lo dejó sin extraer, provocando la ofensa de las lesiones corporales de leve, descritas en el diagnóstico dental de fls. 17 – "hubo un intento de extraer quirúrgicamente el terceiro molar inferior esquerdo, por otro cirujano dentista, además de presentar parestesia labial inferior izquierda con edema y edema (...) luego, el sitio infectado fue radiografiado y después del examen radiográfico el 60% del tercer molar se fracturó e impactó y la pérdida de la tabla ósea lingual total (...) realizándose en la secuencia la sutura parcial de los tejidos, debido a que se produjo la destrucción del tejido en un intento de extirparlo con otro cirujano" e informe de lesiones corporales de fls. 18, verso (lesión iatrogénica - error dental)". [primero]

Al hacerlo, el acusado habría incurrido en la
sanciones previstas en los artículos 6 y 7 del artículo 129 del Código Penal.

Tras la recepción de la denuncia, el acusado fue citado regularmente por edicto, pero no asistió al interrogatorio designado, razón por la cual se decretó su incumplimiento, con el consiguiente nombramiento de defensor que luego presentó la defensa anterior.

En el curso de la instrucción se escuchó a cuatro testigos de cargo, que fueron los mismos que presentaron la defensa.

Transcurrido el fraccionamiento del artículo 499 del Código Procesal Penal, las partes presentaron sus alegatos definitivos, y el agente ministerial postuló la condena del imputado por la práctica del delito previsto en el § 6 del artículo 129 del Código Penal, sin la incidencia del aumento de la pena prevista en el § 7 de dicho artículo [5] legal.

La defensa, a su vez, abogó por la absolución del acusado, con punto de apoyo en la tesis de que no hubo mala praxis por parte del acusado, porque el diente ya estaba inflamado en su raíz y que se trataba de una extracción extremadamente difícil. Sostuvo que se arregló con la víctima de este retorno al día siguiente para terminar la extracción, pero este no regresó a la oficina.

II - RACIONALIZACIÓN

En el caso en cuestión, la víctima acudió al consultorio del acusado, quejándose de mucho dolor en un diente (tercer molar). El acusado, tras examinar al paciente, decidió someterlo a un procedimiento dental para la extracción del diente. Sin embargo, la cirugía falló, pois o réu não conseguiu extrair o dente em sua totalidade e, mais ainda, deixou este fraturado, causando, com isso, lesões corporais de natureza leve no paciente.

Portanto, de acordo com a peça inicial acusatória, o réu teria agido com manifesta imprudência, negligenciando aos deveres básicos de sua profissão, arte e ofício.

Despiciendo dizer que a negligência é o oposto da diligência, que vem do vocábulo latino *diligere* – agir com amor, com cuidado e atenção, evitando quaisquer distrações e falhas. Logo, na base da diligência está sempre uma omissão dos comportamentos recomendáveis, derivados da comum experiência ou das exigências particulares da prática médica.

La mala praxis, por otro lado, es la falta de observación de las normas, la falta de conocimiento técnico de la profesión, la falta de preparación práctica. La mala praxis también caracteriza la incapacidad de ejercer un determinado cargo, debido a la falta de habilidad o la falta de los conocimientos necesarios y rudimentarios requeridos en una profesión.

Sobre la base de estas consideraciones y analizando las pruebas realizadas en el expediente, se puede <u>concluir perfectamente que el demandado fue negligente e inexperto en su actuación, por las siguientes razones:</u>

Primero, porque el acusado no sometió al paciente a una radiografía para analizar el estado del diente. Este es un procedimiento básico antes de cualquier extracción. Ahora, si el acusado sabía de la necesidad de una radiografía pero no la realizó, fue negligente en su comportamiento. Si no sabía que la radiografía era necesaria, está claro que era imperitamente inexperto, porque no tenía los conocimientos necesarios para ejercer su profesión.

La mala praxis, por otro lado, es la falta de observación de las normas, la falta de conocimiento técnico de la profesión, la falta de preparación práctica. La mala praxis también caracteriza la incapacidad de ejercer un determinado cargo, debido a la falta de habilidad o la falta de los conocimientos necesarios y rudimentarios requeridos en una profesión.

En segundo lugar, si la cirugía se complicó, pues como él mismo admitió ante la autoridad policial, se fracturó la corona y la raíz distal, al no permitirle tener acceso al campo operatorio, y también se vio obligado a recurrir. a un taladro quirúrgico para extraer parte de la corona y la raíz distal, el acusado, que era médico general y no especialista, debería haber remitido al paciente a un colega más experimentado. Sin embargo, prefirió enraizar el nervio desde la raíz, con el objetivo de cesar el dolor del paciente, y pedirle que regresara el otro día si el dolor continuaba.

Sin embargo, lo que realmente parece más grave es el hecho de que el acusado no pudo extraer el diente del paciente en su totalidad, dejándolo fracturado, es decir, su servicio quedó absolutamente inacabado, causando un enorme dolor al paciente, según informó el Dr. Milton José en su diagnóstico dental: **"Hubo un intento de extraer quirúrgicamente el tercer molar inferior izquierdo, por otro dentista, además de presentar parestesia labial inferior izquierda con hematoma y edema, pero no pudiendo especificar el momento que sucedió; luego, se radiografió el sitio infectado y, tras el examen radiográfico, se verificó el 60% del molar fracturado e impactado y se verificó la pérdida total de la tabla ósea lingual"**[8].

Por lo tanto, es inalterable la condena del acusado, porque está claro que las lesiones corporales fueron causadas por su negligencia y su mala praxis en el tratamiento del paciente.

Por último, cabe señalar que merece ser aceptada la solicitud ministerial de no incidencia de la causa especial de aumento de la pena prevista en el § 7 del artículo 129 del Código Penal, ya que, en caso de homicidio involuntario, el aumento de la pena por incumplimiento de la norma técnica es inconcebible cuando constituye precisamente el núcleo de la culpa con la que se produjo el agente.

III - DISPOSITIVO

En vista de lo anterior, **debo al Estado la pretensión punitiva de condenar al imputado Fulano, ya calificado, con progreso en las sanciones del artículo 129, § 6, del Código Penal.**

Te daré la penalización:

Teniendo en cuenta las lesiones producidas en la víctima y teniendo en cuenta su grado de disgusto en vista de la situación de facto en la que se produjo su conducta, **la culpabilidad** debe considerarse en un alto grado; que tiene un buen **historial**; que su **conducta** social es normal; que su **personalidad** no está centrada en el crimen, pues era un acto aislado en su vida; que no hay **motivo** para el crimen; que **el comportamiento de la víctima** no contribuyó a la actitud del acusado; que las **consecuencias del delito fueron severas**, porque la víctima sufrió mucho dolor y tuvo que soportar enormes gastos para la realización de otra cirugía y tratamiento del diente fracturado; le fijó la **pena básica en su mínimo legal, que** Por lo tanto, es inalterable la condena del acusado, porque está claro que las lesiones corporales fueron causadas por su negligencia y su mala praxis en el tratamiento del paciente.

Por último, cabe señalar que merece ser aceptada la solicitud ministerial de no incidencia de la causa especial de aumento de la pena en el § 7 del artículo 129 del Código Penal, ya que, en caso de homicidio involuntario, el aumento de la pena por incumplimiento de la norma técnica es inconcebible cuando constituye precisamente el núcleo de la culpa con la que produce el agente.

III - DISPOSITIVO

En vista de lo anterior, **debo al Estado la pretensión punitiva de condenar al imputado Fulano, ya calificado, con inprogreso en las sanciones del artículo 129, § 6, del Código Penal.**

Te daré la pena:

Teniendo en cuenta las lesiones producidas en la víctima y teniendo en cuenta su grado de disgusto en vista de la situación de facto en la que se produjo su conducta, **la culpabilidad** debe considerarse en un alto grado; que tiene un buen **historial**; que su **conducta** social es normal; que su **personalidad** no está centrada en el crimen, pues era un act aislado en su vida; que no hay **motivo** para el crimen; que **el comportamiento de la víctima** no contribuyó a la actitud del acusado; que las **consecuencias del delito fueron severas**, porque la víctima sufrió mucho dolor y tuvo que soportar enormes gastos para la realización de otra cirugía y tratamiento del diente fracturado; le fijó la **pena básica en su mínimo legal, es decir, en un año de detención, pena que se define, dada la ausencia de circunstancias atenuantes o agravantes y causas especiales de aumento o disminución.**

Establecí el régimen abierto para el inicio de la ejecución de la sentencia (Código Penal, art. 33, § 3), cumpliendo con las siguientes condiciones:

a) durante todo el período de la sanción deberá prestar servicios a la comunidad, en forma de donación de una canasta básica mensual a la Cárcel Pública Municipal, por un monto individual de R$ 50,00 (cincuenta reales). Las canastas básicas deberán ser entregadas en la Secretaría de este Juzgado Penal, y el Registrador se encargará de remitirlas a la Cárcel Pública;

1. debe retirarse a su residencia en el período comprendido entre las 20:00 y las 06:00 horas y también los fines de semana y festivos, así como comparecer personalmente en el Tribunal para informar y justificar sus actividades. Además, no

podrá salir del distrito donde reside, por más de diez días, sin la autorización de la Corte.

Asimismo, condeno a la demandada al pago de las costas y costas procesales.

Después del tránsito en la corte, arroje el nombre del acusado en la lista de los culpables.

Oficiar ante el Consejo Regional de Odontología de São Paulo, identificando la presente condena para la adopción de las medidas apropiadas, incluyendo el envío de fotocopias certificadas de esta sentencia.

En cumplimiento, en su caso, se cumplirán las disposiciones contenidas en el Código de Normas del Interior General de Justicia.

Publícate tú mismo.

Registro.

A tiempo el acusado, personalmente o por edicto, si no es encontrado, así como su defensor, además del representante del ministerio público.

Paranavaí, 6 de octubre de 1998.

Álvaro Rodrigues Junior
Juez de Derecho

- Responsabilidad civil del dentista por la fabricación de prótesis dentales:

Prótesis dental - Prueba pericial concluyente - demostró la incursión del tratamiento respecto al arco inferior derecho - Deber de indemnizar - Imposibilidad de análisis del resto del trabajo realizado - Sustitución de la prótesis por otro profesional - Sentencia correcta - Recursos desprovistos.
Sentencia nº 2047 - Sala 6ª de lo Civil
Ap. Civil - 0061394-9.

- Responsabilidad civil por trepanación de conductos radiculares:

Responsabilidad civil - Dentista - Ejecución insatisfactoria de los servicios, obligando al autor a rehacerlos, así como a pagarlos de nuevo a otro profesional - Condena del demandado en la devolución de la cantidad recibida - Embargos rechazados.
Embargos infractores nº 183.274-2 - São Paulo - Embargante: Wilson Mestriner - Embargado: José Roberto Santucci.

- Responsabilidad civil del dentista por daños estéticos:

Responsabilidad civil - Dentista - Sin relación causal entre las quejas del autor y la intervención quirúrgica realizada en las mismas - Conducta del profesional apoyado por los expertos y la literatura especializada - Presupuesto no debido - Recurso no proporcionado.

Apelación Civil nº 13.985-4 - São Paulo - Apelación: Marlene Aparecida Sánchez - Apelada: José Arnaldo Braghetti. (JTJ - Tomo 182 - Página 94).

Prótesis dental - Prueba percial concluyente - demostró la incursión del tratamiento respecto al arco inferior derecho - Deber de indemnizar - Imposibilidad de aálisis del resto del trabajo realizado - Sustitución de la prótesis por otro profesional - Sentencia correcta - Recursos desprovistos.

Sentencia nº 2047 - Sala 6ª de lo Civil
Ap. Civil - 0061394-9.

H - Casos de errores dentales en el extranjero

Jan-01-01, 07:46 PM (CST) "nerve damage from bone graft surgery"[124]

I had surgery December 6th, 2000. My dentist who is an implantology specialist suggested that I needed to have surgery to regenerate bone, he used synthetic materials. He mentioned that I needed this surgery for the implants that needed to be placed in my lower left area of my mouth. All in all the surgery lasted 2 1/2 hours. I was so leary going in to it. Although I trusted my dentist. I had a terrible premonition that said don't do it. I now wished I would have followed that premonition and not had anything done. This Wednesday it's going on 4 weeks and I can't feel half of my lower lip and the numbness extends to my chin. I call my dentist and he said that I needed time and that some patients take up to four months. He also mentioned that this could be permenant. He sounded so discouraging to me. My surgery was different to the ones I had readed about on this site. Most injuries are due to injections. Is there anyone out there that has had this type of surgery? Since, I have complete numbness on half of my lower lip and my chin; does that mean I probably won't regain any feeling? Please if there is anyone out there who has undergone this type of surgery and has had the problems that I am having please answer!

DENTISTS KEEP CAUTIOUS EYE ON IOM RECOMMENDATIONS

CHICAGO (November 17, 2000)-Dentists have expressed concern that a mandatory medical error reporting system proposed by the Institute of Medicine (IOM) report, To Err is Human, could lead to problems of confidentiality and increased litigation.

While the report focuses on medicine-mostly in hospitals-it is clear that a central database of medical errors would affect dentistry as well.

Dentists hold that the types of mistakes discussed in the report are rare in dentistry. While there are isolated incidents of injury due to dentist error, few dental office mishaps result in death or serious harm.

"Not to say that mistakes don't happen, but the consequences are not nearly as severe as in medicine," says Vincent C. Mayher, Jr., DMD, FAGD, Academy trustee and former member of the Academy's Council on Legislative and Governmental Affairs.

---

[124] Lesão do nervo resultante de cirurgia para enxerto ósseo.(tradução nossa). http://www.sciential.net/cgi-bin/dcforum/dcboard.cgi?az=view_ip&forum=DCForumID5&om=13&omm=0&name=Cecilie%20%28Guest%29. Acesso em 01/01/2001.

Under the proposal for mandatory reporting, hospitals (and eventually all places where patients receive care) would be responsible for reporting such events to state governments. Currently, about a third of the states have their own mandatory reporting requirements, according to the U.S. Department of Health and Human Services (HHS).

For dentists, talk of reporting systems raises the specter of the National Practitioner Data Bank, which has been tweaking health care providers' nerves ever since its inception in 1986 by the Bureau of Health Professions, Health Resources and Services Administration of the HHS. The Data Bank, designed to collect information on unprofessional behavior, malpractice payments and disciplinary action and other licensure information by state boards, has been in the news recently as a number of forces push to open its records to the public.

Myron Bromberg, DDS, chair of the Academy's Council on Legislative and Governmental Affairs, says he has serious concerns about any plans for new reporting systems. Dentists were given repeated promises that the information contained within the Data Bank would never become public. "Yet here we are," he says, "facing Congressional pressure to open it to the public."

The new reporting system will be redundant and open doctors up to even greater risk of damaging information being released to patients, says Dr. Mayher.

Critics are not comforted by promises of confidentiality and safeguards in an era when most people have access and the ability to post information on the World Wide Web. "I don't see why we need another reporting system," said Dr. Mayher. "As far as I can see, this will just be Data Bank Two."

The Academy of General Dentistry is a non-profit organization of more than 37,000 general dentists dedicated to staying up-to-date in the profession through continuing education. A general dentist is the primary care provider for patients of all ages and is responsible for the diagnosis, treatment, management and overall coordination of services related to patient's oral health needs.

The Redwoods Group Dentists Insurance Program

QUICK NEWS

Children Are Dying in the Dentist Chair

By: JULIE SEVRENS
The Salt Lake Tribune
Thursday, June 1, 2000

Jonathan Hess went to a dentist to have a few teeth pulled and came back with severe brain damage.

Javier Villa and Torrie Price never did come home again.

The boys, all younger than 9 and all undergoing routine dental procedures, were felled by sedatives meant to calm them. And each was a victim of dental providers who allegedly underestimated the power of the drugs.

A disturbing trend is emerging across the nation: Oral-sedation deaths -- once unheard of -- are being reported more and more.

It isn't that the drugs themselves are thought to be unsafe. Since the most common sedative, chloral hydrate, was introduced in 1869, it has been used on millions of patients without problem, says Peter Hartmann, past president of the California Board of Dental Examiners.

Adverse consequences, he says, usually can be attributed to human error -- dentist error.

In fact, in the handful of oral-sedation mortality cases in California during the past decade, there has been a tragic pattern of gross negligence on the part of the dentists, Hartmann says. Usually, the dentist has overdosed the patient and then failed to realize something was going wrong because he or she was not monitoring a patient's vital signs

"These aren't accidents," says Hartmann. "These are tragedies."

And the number of tragedies has been steadily growing every year

While there were few known events before the 1990s, nationwide more than 95 cases involving children and oversedation have now been identified. The majority -- 51 -- ended in death. And researchers at Northwestern University, who reviewed adverse incidents stemming from sedatives, found at least nine children have suffered permanent neurological injuries.

Although children are sedated in several medical settings, a disproportionate number of the incidents occurred in dental offices.

"This is just the tip of the iceberg. I suspect there were many, many more [cases] than we were able to find," says Charles J. Cote, professor of anesthesiology and pediatrics at the university, whose research was published in April

But many dental experts emphasize that such incidents are still rare and isolated.

"If a parent were advised that a treatment with chloral hydrate or any drug like that was indicated, I would be much more concerned about the qualifications of the practitioner than the drug itself," says Paul Reggiardo, a spokesman for the American Academy of Pediatric Dentistry. "It's a drug with a very wide margin of safety."

Liquid sedatives are meant only to calm frightened or restless children enough so dentists can perform routine cavity-fillings or tooth extractions. Yet some dentists not only have been known to offer sedatives as a matter of course, in some instances they have upped the dose to dangerously

high levels.

"Often what happens is dentists find [a patient is] still ready to duke it out in the dental chair. It becomes easy to say 'Let's give him more,' "says Dave Anderson, chairman of the department of dental anesthesiology at Loma Linda University School of Dentistry.

High doses of sedatives can be devastating to the patient. Normally sedated patients can gag, breathe and swallow on their own. But if knocked unconscious from high doses, they may lose their ability to perform these protective reflexes and can die if they don't receive medical assistance.

Last September, a 3-year-old San Diego boy died after ingesting what investigators found to be a high dose of chloral hydrate.

In 1997, 4-year-old Javier Villa also died after being given a high dose of the sedative. The coroner investigating the case determined that the cause of death was asphyxiation.

When Hartmann and his colleagues reviewed oral-sedation mortality cases in California, they determined that most of the dentists involved had given higher doses of sedatives than they should have. Most failed to properly position their patients to keep their airways from becoming blocked. Few had even been monitoring the children's breathing. And none seemed to recognize the severity of the emergencies

When their patients' hearts stopped beating, the dentists tended to not know what to do, Hartmann says. Often CPR was not initiated. The dentists did not call 911 early enough. And some lied to paramedics about what they had given the children.

California has passed legislation requiring dentists to receive additional education before they can sedate patients younger than age 13. The law will take effect next January.

Sobre el autor

Eros Pereira es brasileño y ahora también canadiense. Vivió en Brasil hasta los 43 años, cuando más tarde emigró a Canadá con su familia debido a la gran violencia en el país. Se puede decir esto y un inmigrante refugiado porque deciden salir del país para tener más seguridad para la familia.

El autor estudió en el Colegio Unicamp durante un año en Procesamiento de Datos, pero tuvo que dejar la escuela para comenzar a trabajar a los 15 años. Terminó el Colegio en la Escuela Estatal Aníbal de Freitas, en Campinas, São Paulo, donde completó la escuela mientras terminaba su servicio militar obligatorio en la Escuela de Cadetes del Ejército.

Eros continuó su carrera militar trasladándose a la Escuela de Sargentos del Ejército – ESIEx y luego a ESSEx en Río de Janeiro. Después de 5 años de servicio, la piadosa dejó el ejército y continuó su escuela de odontología graduándose en 1990 de la Universidad São Francisco, en Bragança Paulista.

Como siempre le gustó aprender y estudiar, continuó sus estudios en la Universidad Paulista, graduándose en Derecho en el año 2000. Después de ejercer la abogacía durante tres años junto con la odontología. Debido a su maestría en Derecho Civil dedicada a la enseñanza, también se graduó de la Universidad de Campinas en Pedagogía.

A Eros todavía le gustaría terminar el curso de física en la Universidad de Campinas (Unicamp), porque siempre le gustó la ciencia y conectar el universo. Es un aficionado a la ciencia ficción y siempre ha leído los clásicos de la ficción de Isaac Asimov y tantos otros buenos autores.

El autor actualmente vive en Canadá y estudia en la Universidad la Brigham Young de Idaho con el curso de ingeniería de programación en línea. El autor tiene tres hijos y vive con su esposa en Canadá.

Participó en varios cursos de odontología como mejora en ortodoncia y endodoncia. Estudié inglés en Bow Valley College en Calgary, pero no pude volver a ninguna profesión en Canadá. La vida de los inmigrantes no ha sido fácil, pero tiene muchas recompensas como salud gratuita de calidad, educación primaria de alto nivel y más de lo que un país desarrollado como Canadá puede ofrecer.

El autor es cristiano y asiste a la iglesia regularmente. Sobrevivientes de la pandemia y ahora de las dificultades generadas por las guerras, espera poder publicar libros que aún no han sido lanzados.

Contacto: erospereira2@gmail.com

www.ingramcontent.com/pod-product-compliance
Lightning Source LLC
Chambersburg PA
CBHW060414220526
45465CB00008B/2875